W0033442

Barbara Reik

Sicher als
FRAU

Kompakt-Ratgeber

So schützen Sie sich vor Übergriffen

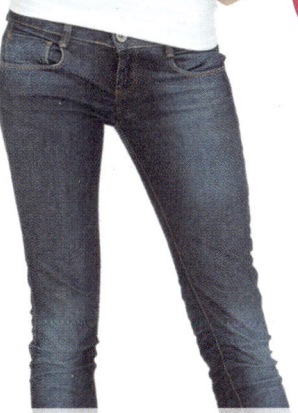

Haben Sie Fragen an Barbara Reik?
Anregungen zum Buch?
Erfahrungen, die Sie mit anderen teilen möchten?

Nutzen Sie unser Internetforum:
www.mankau-verlag.de

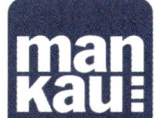
man kau!

Impressum

Bibliografische Information der Deutschen Nationalbibliothek
Die Deutsche Nationalbibliothek verzeichnet diese Publikation in der
Deutschen Nationalbibliografie; detaillierte bibliografische Daten sind
im Internet über http://dnb.d-nb.de abrufbar.

Barbara Reik
Sicher als Frau
So schützen Sie sich vor Übergriffen
Kompakt-Ratgeber
ISBN 978-3-86374-299-7
1. Auflage Oktober 2016

Mankau Verlag GmbH
Postfach 13 22, D-82413 Murnau a. Staffelsee
Im Netz: www.mankau-verlag.de
Internetforum: www.mankau-verlag.de/forum

Redaktion: Julia Feldbaum, Augsburg
Endkorrektorat: Susanne Langer M. A., Traunstein
Cover/Umschlag: Andrea Barth, Guter Punkt GmbH & Co. KG, München
Satz und Gestaltung: Lydia Kühn, Aix-en-Provence, Frankreich
Layout: X-Design, München
Energ. Beratung: Gerhard Albustin, Raum & Form, Winhöring

Abbildungen/Fotos: Syda Productions - shutterstock (1); Colourbox.de (4, 5o, 8/9,
12, 16, 17, 43, 47, 51, 56, 57, 102, 116, 118, 121); pix4U - Fotolia.com (5u, 98/99);
Alekss - Fotolia.com (6/7); Barbara Reik (22, 53, 94, 95); Lena Sommer, Augsburg
(23, 25–27, 29, 30, 33, 64–68, 72–74, 76, 77, 80, 83); Smileus - Fotolia.com (41);
gkrphoto - Fotolia.com (50); Oliver Preißner - Fotolia.com (54); fotopro - Fotolia.com
(78); Jacob Lund - Fotolia.com (79); Adam Opel AG, Rüsselsheim (84); kasto - Fotolia.
com (91); Photographee.eu - Fotolia.com (94); britta60 - Fotolia.com (105); Kzenon
- Fotolia.com (108); pixelrobot - Fotolia.com (113); M.studio - Fotolia.com (123);
beeboys - Fotolia.com (124)

Druck: Westermann Druck Zwickau GmbH, Zwickau/Sachsen

»Ich bin ein Öko-Buch!«

Das im Innenteil eingesetzte EnviroTop-Recyclingpapier wird ohne zusätzliche
Bleiche, ohne optische Aufheller und ohne Strichauftrag produziert. Es besteht zu
100 % aus recyceltem Altpapier und entstammt einer CO_2-neutralen Produktion.
Das Papier trägt das Umweltzeichen »Der blaue Engel«.

Hinweis für die Leser:

Die Autorin hat bei der Erstellung dieses Buches Informationen und Ratschläge mit
Sorgfalt recherchiert und geprüft, dennoch erfolgen alle Angaben ohne Gewähr.
Verlag und Autorin können keinerlei Haftung für etwaige Schäden oder Nachteile
übernehmen, die sich aus der praktischen Umsetzung der in diesem Buch vorgestellten Inhalte ergeben.

Vorwort

Dieses Buch will nicht gegen etwas sein: gegen Gewalt oder gegen Angst.
Es will für etwas sein: für Sicherheit und Lebensfreude. Das klingt bei so einem sensiblen Thema recht eigenartig – aber nur so lässt sich Aggression vermindern oder verhindern.
Keine Sorge, ich male jetzt keine heile Welt für Sie. Denn heil ist an Gewaltaktionen gar nichts. Sie verändern unser Leben negativ, wenn wir es nicht schaffen, die Spirale aus Aggression und Wut zu durchbrechen.
Der beste Weg aus der Gewalt ist, sie nicht zuzulassen, ihr aus dem Weg zu gehen. Wenn dies nicht möglich ist, dann ist es wichtig, gut darauf vorbereitet zu sein.
Auch wenn sie geschehen ist, geht das Leben weiter, und es soll gut weitergehen.

Also sorgen wir dafür!

Ihre Barbara Reik

Inhalt

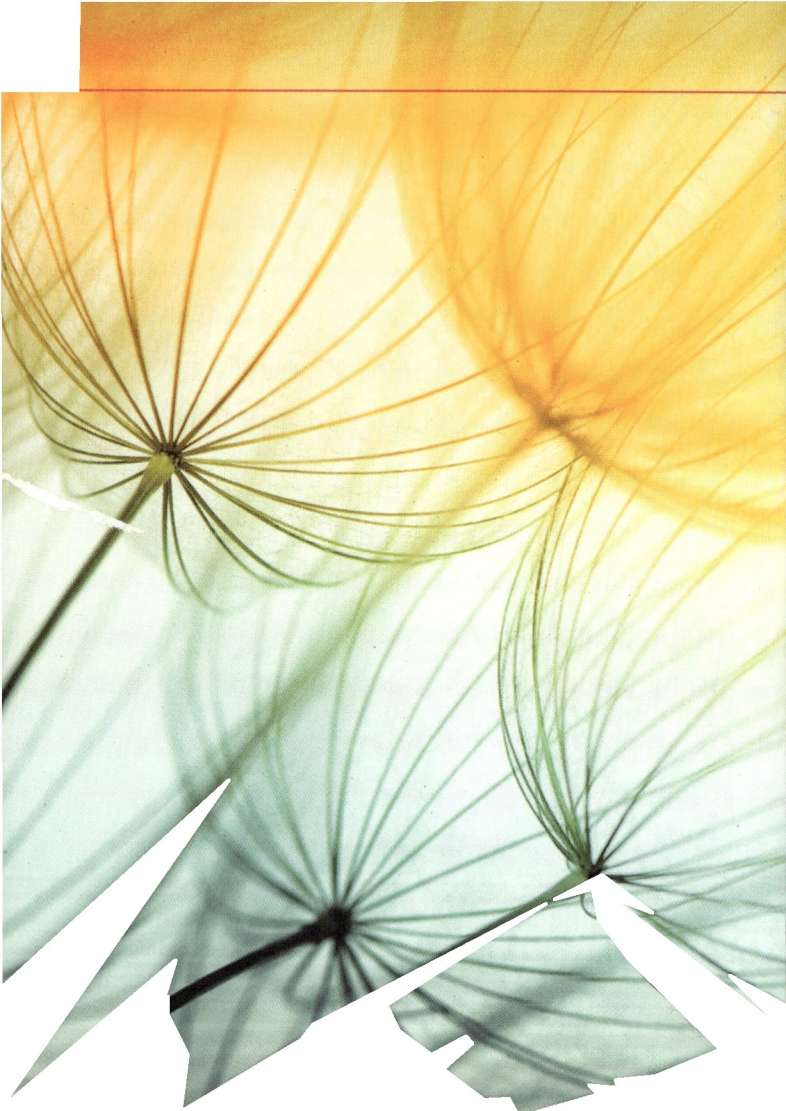

»Tochter, ich war kein Held. «

Eine Widmung

Mein Vater erzählte mir oft, dass er in brenzligen Situationen während des Zweiten Weltkrieges, bei Partisanen- und Strafgefangenenüberfällen, immer das Glück hatte, entscheiden zu können: »Möchte ich wie ein Held kämpfen und Gefahr laufen, diesen Kampf zu verlieren, oder ganz einfach mein Leben retten – also davonlaufen? Ich habe mich immer für das Leben entschieden.«
Das Buch, das Sie gerade in Händen halten, widme ich meinem Vater Rudolf Uhlig, ohne dessen Lebenseinstellung es nicht von mir geschrieben worden wäre – weil es höchstwahrscheinlich mich nicht geben würde.
Er starb als zufriedener Mann im Alter von 94 Jahren.

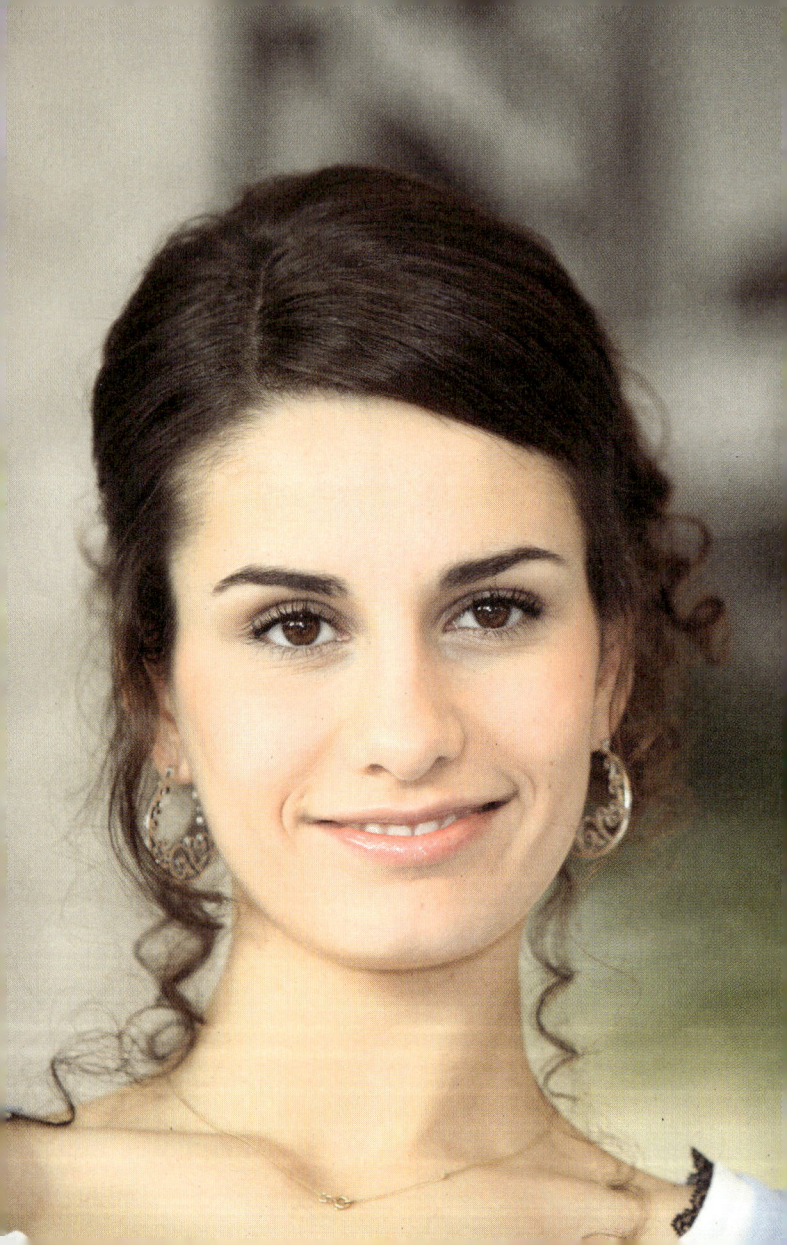

DAVOR –
Was kann ich
präventiv tun?

Was ist Sicherheit?

Diese Frage ist nicht leicht zu beantworten. Jeder Mensch hat seine ganz eigene, seine ganz individuelle Vorstellung von Sicherheit. Aber für alle Menschen ist Sicherheit ein tiefes Grundbedürfnis.

ZITAT

Ohne Sicherheit vermag der Mensch weder seine Kräfte auszubilden noch die Früchte derselben zu genießen; denn ohne Sicherheit ist keine Freiheit.
Alexander von Humboldt

Das Wort Sicherheit kommt vom Lateinischen »securus« und bedeutet so viel wie »sorglos« oder »gefahrenfrei«. Es beschreibt den Zustand des Geschütztseins vor Gefahr und Schaden. Oder auch das höchstmögliche Freisein von Gefahren. Da wir alle ja aus dem Gefühl des Angenommenseins, aus der Wärme und der Sicherheit des Mutterleibs kommen, kennen wir dieses Gefühl der Geborgenheit und wollen es im Leben »außerhalb« wieder spüren – ja, wir brauchen es, um innerlich ruhig und stabil durchs Leben zu gehen.

Für unsere Sicherheit wurde in der Vergangenheit und wird heute auch noch viel getan: die eigene Familie, verschiedene Institutionen, unser Staat, die diversen Versicherungen, alle sind um unsere Sicherheit bemüht.

Die Sicherheit von Frauen

Generationen von Frauen und auch Männern haben dafür gekämpft. So können wir Frauen der westlichen Welt uns in der Regel sicher im Alltag bewegen. Wir haben die Freiheit, dorthin zu gehen, wo wir hinwollen, und wann wir es wollen. Wir können das allein und eigenverantwortlich tun. Das ist noch nicht allzu lange möglich, aber wir haben es geschafft.

Nun hat sich in der letzten Zeit eine allgemeine Unsicherheit verbreitet, die auch durch die Medien unterstützt wird. Wir lesen von körperlichen Übergriffen auf Frauen. Das ist nichts Neues. Schon immer gab es Übergriffe auf das weibliche Geschlecht. »Verflucht sei, wer Frauen Leid zufügt, denn dies ist weder männlich noch gut«, schrieb vor über 800 Jahren Hartmann von der Aue. Wir Frauen dachten uns im 21. Jahrhundert in der Entwicklung von Freiheit und Sicherheit schon etwas weiter, und nun werden wir erneut mit alten Überzeugungen konfrontiert: die Frau als minderwertiges Geschöpf, mit dem der Mann machen kann, was er will. Dabei spielen bei einer körperlichen Attacke auf eine Frau weder die Herkunft noch die Religion, noch das Alter des Angreifers eine Rolle. Ein solcher Angriff verletzt Körper und Seele eines Menschen und ist nicht zu akzeptieren.

Eine gute Idee, wie wir zu mehr Sicherheit kommen können, stammt von Herbert Spencer: »Die tiefste Sicherheit einer Gesellschaft hängt von der Natur und dem Verhalten ihrer Bürger ab.«

Fangen wir Frauen also an, an unserem Verhalten zu arbeiten, denn dies ist einfacher und Erfolg versprechender, als auf das gute Verhalten anderer zu hoffen. Je mehr Menschen an ihrer eigenen Sicherheit arbeiten und je mehr an sich selbst und ihre Kraft glauben, desto sicherer und freier wird unser Umfeld. Denn dann können Sie:

> im Ernstfall mit Hilfe rechnen und nicht mit Ignoranz und dem typischen »Wegsehen«,
> einem Konflikt aus dem Weg gehen – ohne das Gefühl zu haben, Verlierer und schwach zu sein,
> nach einem körperlichen Angriff wieder am Leben teilnehmen – und sich nicht aus Angst und Selbstzweifel vom Leben abschotten.

VERLASSEN SIE SICH AUF SICH!

INFO

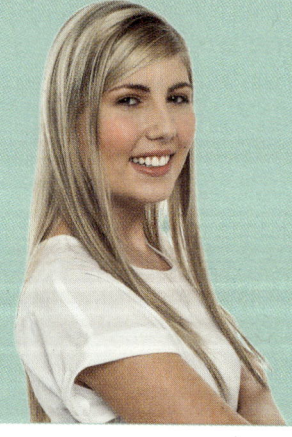

Was ganz wichtig ist:
Sie werden durch Ihr selbstsicheres Verhalten Stärke und Stabilität vermitteln und keine Aggression hervorrufen, denn Sie wirken ohne große Worte mit einem gesunden Selbstvertrauen beruhigend und friedvoll.

Selbstsicherheit

Wenn wir uns rundum sicher fühlen, dann sind wir »selbst-sicher«. Nun stellt sich die Frage: Wie komme ich in diesen Zustand? Wie werde ich selbstsicher? Selbstsicherheit setzt ein gutes Selbstbewusstsein voraus. Das heißt: Ich muss mir erst meiner selbst bewusst sein! Dieses Selbstbewusstsein ist nicht angeboren, sondern hat sich von Kindheit an entwickelt und bildet sich auch noch im Erwachsenenalter weiter aus, wenn Sie es wollen und offen für Veränderung sind. Das ist die gute Nachricht. Denn im Laufe des Lebens können Verletzungen, Gewalt, Angst und Enttäuschungen dem Selbstbewusstsein zusetzen, es sogar in Unsicherheit und Ängstlichkeit umwandeln. Das ist die schlechte Nachricht. Um mir meiner selbst bewusst sein zu können, muss ich erst einmal wissen, wer ich bin. Dazu brauche ich Selbsterfahrung. Ich muss erfahren, wer ich und wie ich bin. Körperlich ist das relativ einfach: Ob ich groß, klein, dick oder dünn bin, das sagt mir der Spiegel. Wenn ich mit meinem Spiegelbild zufrieden bin, dann ist mein Selbstwertgefühl gut. Wenn nicht, dann ist dies kein Beinbruch, nichts Endgültiges, denn ich kann – zumindest in Maßen – daran arbeiten. Am Bild, also an meinem Aussehen oder an meiner Einstellung zu mir, an meiner Selbstwahrnehmung (siehe Checkliste, Seite 15). Mich »selbst zu erfahren«, meine Einstellung mir selbst gegenüber weiterzuentwickeln – das, was ich mir wert bin und wie ich mich empfinde –, kann Spaß machen. Ich lerne mich kennen, wenn ich die Erfahrung mache, wie ich mich fühle, wenn es mir gut geht, wenn ich meine Lieblingsspeise genieße oder mit Freunden unterwegs bin. Es kann aber ebenso wehtun, denn es ist wichtig, auch Gefühle wie Trauer, Wut, Neid oder Angst zu spüren und zu erfahren. Sie nicht zu ignorieren oder unter den Teppich zu kehren, sondern sie anzuschauen und wahrzunehmen. Nur so kann ich erfahren, wer und wie ich bin. Wenn ich die Erfahrung gemacht habe, wie ich in schwierigen Situationen reagiere, dann fällt eine gute Portion Unsicherheit von mir ab, und ich werde sicher: selbstsicher. Personen oder Dingen, die ich kenne und die mir Sicherheit geben, kann ich vertrauen. Ergo: Ich kann mir jetzt, wo ich mich kenne und mir meiner selbst sicher bin, auch selbst vertrauen. Ich habe Selbstvertrauen.

INFO

... UND DAS LEBEN WIRD LEICHTER.

Sie nehmen sich nicht mehr jedes böse Wort zu Herzen, können eine Beleidigung überhören und auf Aggressionen gelassen reagieren: Sie vertrauen auf sich und sind sich Ihrer selbst bewusst. Somit ist die Meinung der anderen nur noch deren Meinung und nicht die Ihre! So können Sie sich rundum wohl und sicher fühlen – eben »selbstsicher«.

❗ Checkliste – Selbstwahrnehmung

Trainieren Sie Ihre Selbstsicherheit und Ihr Selbstwertgefühl, leben Sie Ihre Talente, und tragen Sie hier in die
Liste selbst ein, was Ihnen wichtig ist. Machen Sie sich
Ihre Stärken und die Gründe, Ihr Leben in vollen Zügen
genießen zu können, bewusst. Nehmen Sie sich auch
Zeit für Ihre »ungeliebten Emotionen«. Und ganz wichtig: Üben Sie, das zu tun, was für SIE richtig ist – nicht für
die anderen.

Zum Beispiel:
- ☐ Ich male wunderschön und kann toll Geige spielen.
- ☐ Ich kleide mich sehr geschmackvoll.
- ☐ ----------------------------
- ☐ ----------------------------

Vielleicht möchten Sie auch einfach Ihre Gefühle leben:
- ☐ Ich bin voller Mitgefühl.
- ☐ Ich bin großzügig.
- ☐ Ich genieße die Wertschätzung meiner Freunde.
- ☐ Ich sage Ja, wenn ich Ja meine, und Nein, wenn ich
  Nein meine.
- ☐ Ich nehme Gefühle wie Angst, Wut oder Trauer an und
  finde einen Weg aus dieser belastenden Emotion.
- ☐ ----------------------------

Sprechen Sie über Ihre Gefühle und Bedürfnisse, Sie
sprechen ja auch über Ihre Arbeit und Ihren Schnupfen!

Was verstehen wir unter Angst?

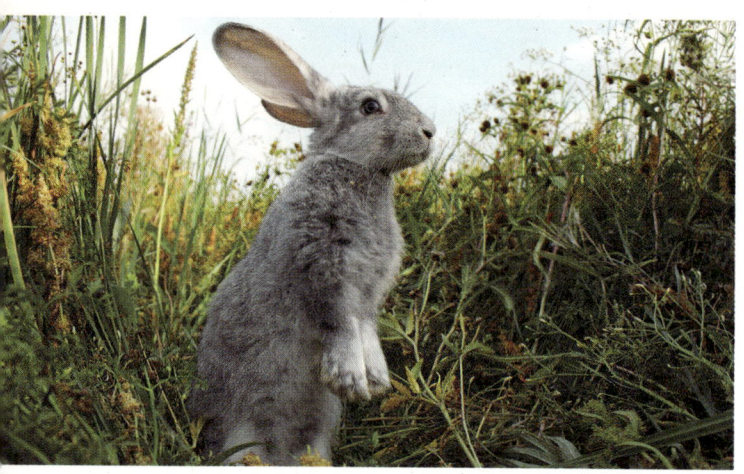

»Rechtzeitige und vorsorgliche Angst ist die Mutter der Sicherheit.« Eduard Burke

Angst ist ein sogenanntes Grundgefühl, das jedes Säugetier kennt, nicht aber Reptilien. Der Grund dafür ist, dass dieses Gefühl der Angst in einem Bereich des Gehirns verarbeitet wird, der in der Entwicklungsgeschichte erst bei den Säugetieren entstanden ist: dem limbischen System. Die Funktion der Angst besteht darin, das Überleben zu sichern, indem sie frühzeitig vor Gefahren warnt. Ist »Angst« aktiviert, dann werden die sogenannten Stresshormone ausgeschüttet: Man ist wachsamer, und der Körper wird entweder auf »Flucht« oder auf »Totstellen« vorbereitet. Im Falle einer Flucht wird z. B. die

Sauerstoffversorgung verbessert, indem der Herzschlag und der Blutdruck erhöht werden. Im anderen Fall fährt das ganze System herunter, die Atmung wird flach und der Blutdruck sinkt ab, wenn der Körper auf diese Weise in den »Totstell-Modus« gebracht werden soll. Das Totstellen bringt uns für unser heutiges Leben nicht viel. Nicht mal mehr dem Igel, der diese Praxis perfektioniert hat, indem er sich bei Gefahr zusammenrollt und den Angreifer mit seinen Stacheln sticht – aber mit dieser Aktion leider keinen Autoreifen davon abhalten kann, ihn zu überrollen.

INFO

WAS ANGST TUT ...

Wenn es uns nicht gelingt, aus diesem Alarmzustand herauszukommen, ergreift das Gehirn Anpassungsmaßnahmen, wie z. B. eine eingeengte Wahrnehmung, um uns vor weiteren Reizen zu schützen. Oder das Gehirn schottet die Angstgefühle ab, sodass diese nicht mehr bewusst wahrgenommen werden können. Beide Maßnahmen führen jedoch dazu, dass die Bereitschaft, auf angstauslösende Reize zu reagieren, erhöht wird. Die Angst ist somit im Körper gespeichert und verändert unbewusst unser Verhalten.

Hat man sich dann in Sicherheit gebracht, und das limbische System erkennt, dass die Gefahr vorbei ist, dann beruhigt es sich, und alle Körpersysteme erhalten das Signal, in den »Normalzustand« zurückzukehren. Wir Menschen müssen jedoch oft Ängste ausstehen, ohne die Möglichkeit zu haben, davonzulaufen oder uns tot zu stellen. Das führt dazu, dass das limbische System den Körper in einen Daueralarmzustand versetzt. Dann kann sich die Angst verselbstständigen und ohne aktuell realen Grund weiterhin vorhanden sein. Gleichzeitig können dann auch verschiedene Regulationssysteme, wie eben der Blutdruck, dauerhaft aktiviert sein.

»Angst essen Seele auf ...«

... heißt der wohl bekannteste Film von Rainer Werner Fassbinder. Lassen wir es nicht so weit kommen, denn Angst ist keine Schwäche – nur zu viel Angst macht schwach! Da wir nun wissen, wofür sie gut ist und weshalb sie uns schaden kann, schauen wir unsere eigene Angst einmal an. Ist es die Angst vor etwas Unbekanntem, oder habe ich Angst vor etwas, das ich kenne und wovor ich mich konkret fürchte, weil ich die Auswirkungen auf mein ganz individuelles Leben kenne?

Angst vor dem großen Unbekannten

Von dieser Angst höre ich vor allem in meinen Abendkursen. Verunsichert durch Presseberichte, Erzählungen von Bekannten und mangelnder Selbstsicherheit, läuft

bei vielen Frauen täglich ein energiefressendes Kopfkino ab. Sie stellen sich vor, wo, was und wie es passieren
könnte. Tatorte für angsteinflößende Situationen wie
gewalttätige Übergriffe gibt es viele: im Parkhaus, auf der
Straße, im Park, in einer Seitengasse, auf einem dunklen
Parkplatz ... Und sicher fallen Ihnen im Augenblick noch
viele andere »gefährliche« Orte ein. Je länger Sie darüber nachdenken, desto mehr werden es. Wenn Sie dann
noch die Art und Weise eines möglichen Angriffs bedenken, dann kann dies bereits zu Schweißausbrüchen,
Zittern, Schlafstörungen und vielen anderen Unpäss-
lichkeiten führen. Sie merken, wie sehr schon allein
diese Gedanken an Ihrer Kraft zehren. Ohne, dass Ihnen
wirklich etwas passiert ist. Vielleicht möchten Sie aus
lauter Angst eines Tages gar nicht mehr aus dem Haus
gehen und verzichten auf alles, was man so gemeinhin
»Lebensfreude« nennt.

Begleiten Sie mich nun auf einem anderen Weg zum
gleichen Kopfkino. Sie stellen sich vor, wo Sie gerne
wären, in welchem Park es Ihnen besonders gut gefällt,
was für ein Traumauto Sie auf einem Parkplatz abstellen
möchten, in welcher engen Gasse Sie ein ganz entzü-
ckendes kleines Geschäft mit lauter Lieblingssachen
finden könnten und in welcher sternenklaren Nacht
Sie mal ein besonders kuscheliges Erlebnis mit einem
Freund hatten ...

Und wie geht es Ihnen jetzt? Zehren diese Gedanken
auch an Ihrer Kraft? Sicher nicht.

Sie sehen, ein Großteil Ihrer Angst spielt sich in Ihrem Kopf ab, nur weil etwas sein könnte, das nicht sein muss. Und von diesem »Vielleicht« lassen Sie sich bitte nicht mehr kaputt machen. Gehen Sie wachsam durch Ihr Leben, und bereiten Sie sich aus der Distanz heraus auf Unangenehmes vor. Verabreden Sie sich mit einer Freundin, wenn Sie sich allein unsicher fühlen, achten Sie auf die Passanten, die Ihnen begegnen. Lassen Sie sich bei der Polizei beraten, wo es in Ihrer Stadt am sichersten ist. Erstellen Sie sich Ihr persönliches Sicherheits-Programm: mithilfe dieses Ratgebers, mit Übungen, mit Checklisten und Telefonnummern. Oder holen Sie sich professionelle Hilfe.

Wenn es schon einmal passiert ist ...

... dann ist Ihre Angst sehr real, denn dann wissen Sie, was auf Sie zukommen kann. Was passiert ist, hat schlimme Auswirkungen hinterlassen. Nun lauert keine diffuse Vorstellung in der Dunkelheit, sondern das Wissen um die Realität – um das, was kommen kann. Diese Angst lähmt oder macht aggressiv. Das ist schlimm. Denn Sie wurden aus Ihrer Sicherheit, aus Ihrem Vertrauen ins Leben gerissen!

Wichtig ist, es geschah! Die Tat liegt in der Vergangenheit! Sie darf keinen derart belastenden Einfluss mehr auf Ihr heutiges Denken und Fühlen haben! Lassen Sie diese alte Geschichte los. Sie müssen sie nicht mit sich herumtragen und sich damit belasten. Sicher haben Sie sich mit dem Geschehen bereits auseinandergesetzt – wenn nicht, wird es höchste Zeit dafür.

Zum Glück gibt es mehrere Möglichkeiten, aus dieser Angst herauszukommen. Ganz wichtig: Nehmen Sie Hilfe an!

Von Seite 110 bis Seite 117 finden Sie eine Auswahl an Möglichkeiten und Kontaktadressen.

Denken Sie daran: Es ist nie zu spät, sich helfen zu lassen. Egal, wie lange der Übergriff her ist. Egal, wie lange Sie schon unter Angstzuständen leiden, egal, wie sehr Sie sich verändert haben: Es gibt einen Weg zurück ins Leben, ein Leben in Freude und Vertrauen. Das können Sie mir getrost glauben. Denn auch ich habe ihn gefunden und bin ihn gegangen. Also: Beginnen Sie noch heute, Ihre Festplatte zu löschen.

INFO

EIN DANK AN DIE ANGST …

Gut, dass es so ein ausgeklügeltes Frühwarnsystem wie die Angst gibt. Ein System, das uns auf mögliche Unbill aufmerksam macht. Damit wir dieses zu unserer Sicherheit einsetzen können, trainieren wir unser Selbstbewusstsein und unser Körpergefühl, um dann sicher zu spüren: Hier fühle ich mich unwohl, oder dieser Mensch berührt mich unangenehm. Nun sind wir selbstbewusst genug, um wegzugehen und diesen Menschen einfach stehen zu lassen.

Übungen für Körper und Seele

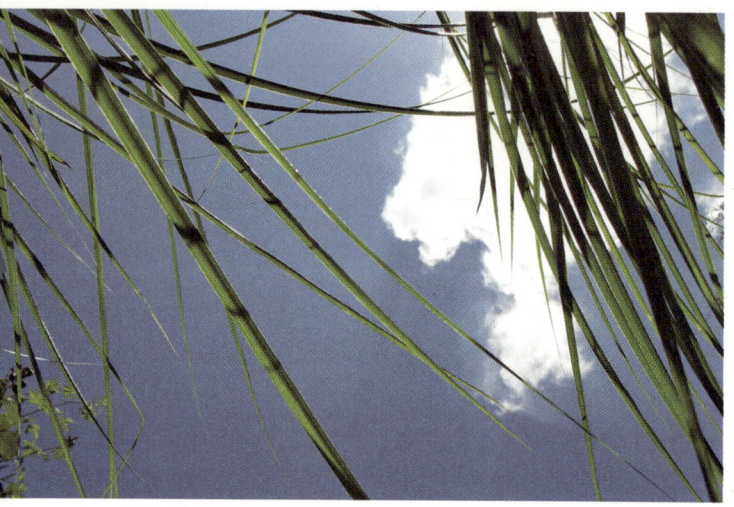

Loslassen und genießen …

Bei jeder Aufregung, bei Angst, Stress und Panik stockt der Atem oder wir japsen nach Luft. Dadurch blockieren wir uns oft selbst.

Innere Ruhe finden

Wir können Abhilfe schaffen. Und der Erfolg der Übungen wird bald schon spürbar: Unser Atem fließt dann ruhig, gleichmäßig und tief. Damit schaffen wir die ideale Basis für alles, was mit Selbstverteidigung, Prävention und der Verarbeitung eines belastenden Geschehens zusammenhängt. Auf dieser soliden Grundlage können wir aufbauen. Sie werden schon bald alle anderen positiven Wirkungen der Übungen schätzen lernen: Sie fördern die Körperwahrnehmung, vermitteln ein gutes Körperbewusstsein, verbessern die Haltung und haben eine beruhigende Wirkung: Sie schaffen die Grundlage für Gelassenheit!

Vorübung: Sicherer Stand

Bevor Sie die Übungen beginnen, spüren Sie in Ihre Beine und Füße, bis Sie das Gefühl haben, sicher und fest verwurzelt zu stehen. Ihr Gewicht ist gleichmäßig auf beide Füße verteilt, je zur Hälfte auf Ballen und Ferse.
Die Knie sind ganz leicht gebeugt. Die gesamte Wirbelsäule ist aufgerichtet, der Bauch entspannt. Sie stehen nicht im Hohlkreuz. Schultern, Ellbogen und Handgelenke lassen Sie locker fallen, den Kopf halten Sie gerade.

TIPP

Ein sicherer Stand ist die Basis für eine gesunde Selbstsicherheit!
Sie kann nichts so schnell umwerfen,
und Sie können aus diesem sicheren
Standpunkt heraus gelassen agieren.

Übung 1: Den Atem beruhigen

Diese Übung können Sie im Stehen, Sitzen oder Liegen machen.

Legen Sie die rechte Hand auf den Brustkorb und die linke auf den Unterbauch. Wo spüren Sie Ihren Atem deutlicher? Im Bauch? Wunderbar, dann atmen Sie einfach weiter wie bisher, und stellen Sie sich dabei etwas Schönes vor. Im Brustbereich? Dann ist Ihre Atmung zu flach und nicht ausreichend, um zu entspannen. Halten Sie nun einfach ein Nasenloch zu, und atmen Sie weiter. Sie sollten Ihren Atem nun im Bauch spüren.

Übung 2: Ruhig werden und Kraft tanken

Wichtig: Diese Übung kann man auch gut im Sitzen machen. Dabei ist es wichtig, dass beide Fußsohlen vollflächig auf dem Boden stehen. Der Stuhl sollte keine Armlehnen haben. Sie spüren in Ihren Stand. Sie spüren, wie Sie mit dem Boden in Verbindung stehen! Nehmen Sie Ihren Stand(punkt) wahr. Sie atmen sanft ein und kräftig aus! Sie heben die Hände nur bis unter die Brust und drehen sie dann nach unten. Sie verbiegen sich nicht und bleiben während der ganzen Übung aufrecht.

Ausführung: Sie stehen oder sitzen möglichst entspannt, Ihr Gewicht ist auf beide Beine gleichmäßig verteilt, Ihre Knie und Schultern sind locker, Ihr Atem fließt ruhig und ist im Bauch spürbar. Nun schieben Sie vor dem Unterbauch eine Hand mit dem Handrücken über die Handfläche der anderen. Heben Sie beide Hände

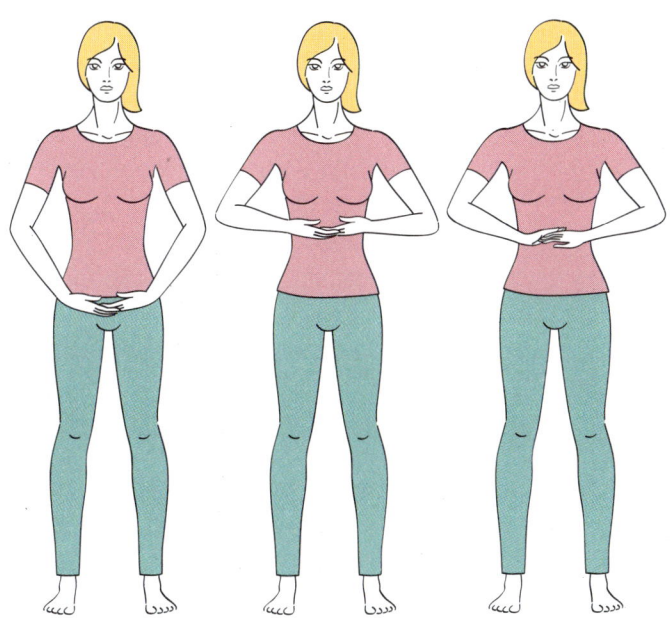

bis unter die Brust an, und atmen Sie dabei möglichst
sanft ein. Gleichzeitig wächst Ihr Körper leicht nach
oben. Nun drehen Sie die Handflächen nach unten und
drücken im Ausatmen beide Hände in Richtung Boden.
Sie sinken leicht in die Knie. Ihre Hände ziehen langsam
nach rechts beziehungsweise links außen, so, als ob Sie
etwas wegschieben wollten. Drehen Sie die Handflächen
wieder nach oben und schieben Sie die Handflächen
übereinander. Üben Sie, bis es Ihnen besser geht.
Versuchen Sie im Ausatmen, alle Sorgen und alles Grübeln loszulassen. Spüren Sie im Einatmen das Gefühl von
Selbstvertrauen.

Übung 3: Das Schlechte wegboxen und Gutes herholen

Dies ist eine Alternative zur vorherigen Übung. Hier lassen Sie nicht nur los, Sie entfernen regelrecht alles »Schlechte«. Diese Übung ist ideal für den Abend, weil Sie das Einschlafen erleichtert. Wenn Sie diesen Effekt haben möchten, dann schauen Sie bei der Übung Ihrer Faust ganz konzentriert nach, bis diese sich öffnet.

Wichtig: Sie spüren, ehe Sie die Übung beginnen, in Ihren Stand. Sie spüren, wie Sie stehen! Nehmen Sie

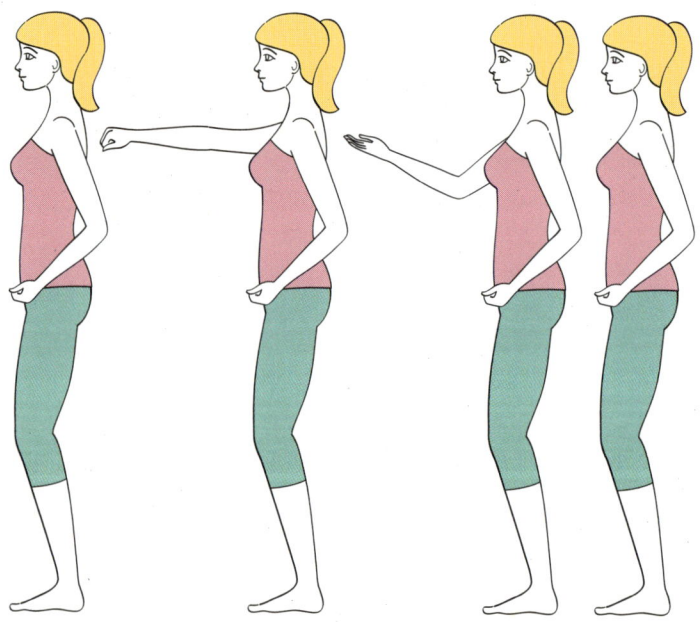

Ihren Stand(punkt) wahr! Sie atmen kraftvoll aus, wenn der Arm nach vorn geht, und sanft ein, wenn Sie den Arm zurückziehen. Sie verbiegen sich nicht! Sie beugen sich nicht vor, wenn Sie Ihre Faust nach vorn bringen. Sie strecken Ihren Arm nie ganz durch. Während der Übung stehen Sie mit beiden Füßen vollflächig auf dem Boden.

Die Faust: Achten Sie darauf, dass Ihr Daumen locker auf dem zweiten Fingergelenk von Zeige- und Mittelfinger liegt. Er darf auf keinen Fall über die Fingergelenke hinausragen und auch nicht in der geballten Faust liegen. Bei einem Schlag oder Stoß würden Sie sich bei einer solchen Haltung selbst heftige Schmerzen zufügen.

Ausführung: Sie stehen entspannt, Ihr Gewicht ist gleichmäßig auf beide Beine verteilt, Ihre Knie und Schultern sind locker, Ihr Atem fließt ruhig und ist im Bauch spürbar. Ihre Arme sind locker an den Körperseiten.

Imagination: Zuerst stellen Sie sich ganz einfach vor, wen oder was Sie wegboxen möchten. Ballen Sie die Hände zu Fäusten, und boxen Sie drauf los. So lange Sie mögen – aber verlieren Sie dabei das Ziel nicht aus den Augen! Wenn Sie sich etwas abreagiert haben, schließen Sie die Hände zu ganz lockeren Fäusten und bringen diese auf den Hüftkamm. Die Fingernägel schauen nach oben. Im Ausatmen stoßen Sie mit der rechten Faust nach vorn. Dabei drehen Sie die Faust mit dem Handrücken nach oben. Nun öffnen Sie Ihre Faust langsam und drehen die Handfläche nach oben. Im Einatmen ziehen

Sie die Hand sanft zurück zur Hüfte. Stellen Sie sich vor, Sie würden etwas Schönes herholen. Seien Sie vorsichtig und behutsam, damit Sie es unterwegs nicht verlieren oder beschädigen!

Dann wiederholen Sie die Übung mit der linken Faust und wechseln bei jeder Wiederholung die Seite.

Übung 4: Mit den Füßen treten

Wenn es nicht Ihr Ding ist, die Arme und Hände einzusetzen, dann nehmen Sie die Füße. Kicken Sie weg, was Sie ärgert. Mit dieser Übung trainieren Sie Ihr Gleichgewicht. Ein sicherer Stand ist immer gut und kann im Ernstfall von Nutzen sein. Außerdem ist die Übung gut für Ihr gestresstes Nervenkostüm.

Wichtig: Sie spüren, ehe Sie die Übung beginnen, in Ihren Stand. Sie spüren, wie Sie stehen! Nehmen Sie Ihren Stand(punkt) wahr. Sie atmen ein, wenn Sie das Bein anheben, und kraftvoll aus, wenn Sie nach vorn treten. Sie verbiegen sich nicht! Sie beugen sich beim Kick nicht nach vorn! Sie strecken Ihr Bein nie ganz durch. Kicken Sie nur so hoch, dass Sie sich nichts zerren! Sie spüren in die Bodenhaftung des Standbeines. Kicken Sie nie, ehe Sie nicht sicher stehen.

Ausführung: Sie stehen möglichst entspannt, Ihr Gewicht ist auf beide Beine gleichmäßig verteilt, Ihre Knie und Schultern sind locker, Ihr Atem fließt ruhig und ist im Bauch spürbar. Ihre Arme befinden sich locker an den Körperseiten. Ihr Blick geht nach vorn. Beim Ein-

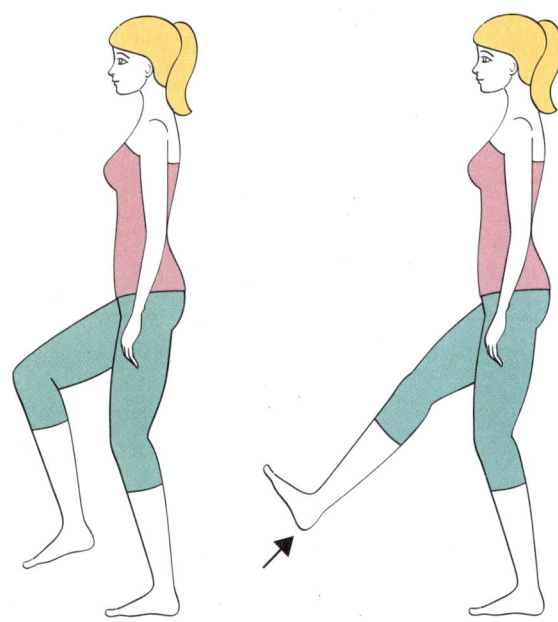

atmen verlagern Sie Ihr Gewicht auf das linke Bein und ziehen das rechte Knie an. Sie atmen aus und stoßen mit der Ferse nach vorn. Dabei sind die Zehenspitzen aufgerichtet. Im Einatmen ziehen Sie das Bein wieder zum Körper und stellen es beim Ausatmen parallel zum rechten ab. Nun machen Sie die Übung mit dem anderen Bein und wiederholen die Übung, bis Sie sich besser fühlen.

Imagination: Sie dürfen sich abreagieren: Treten Sie einfach! Nur keine Hemmungen. Zur Not stellen Sie sich vor, Sie treten gegen einen Karton, in dem Ihr ganzer Ärger und Ihr ganzer Frust aufbewahrt sind.

Die ultimative Anti-Stress-Übung: Die liegende Acht

Diese Übung ist gut für die Schulterregion, gleicht rechts und links aus und ist der ultimative Stress-Killer.

Wichtig: Sie spüren, ehe Sie die Übung beginnen, in Ihren Stand. Sie spüren, wie Sie stehen! Nehmen Sie Ihren Stand(punkt) wahr. Sie atmen ein, wenn Ihre Hände zur Seite und nach oben gehen, und aus, wenn die Hände vor den Körper sinken. Sie verbiegen sich nicht! Bleiben Sie aufrecht!

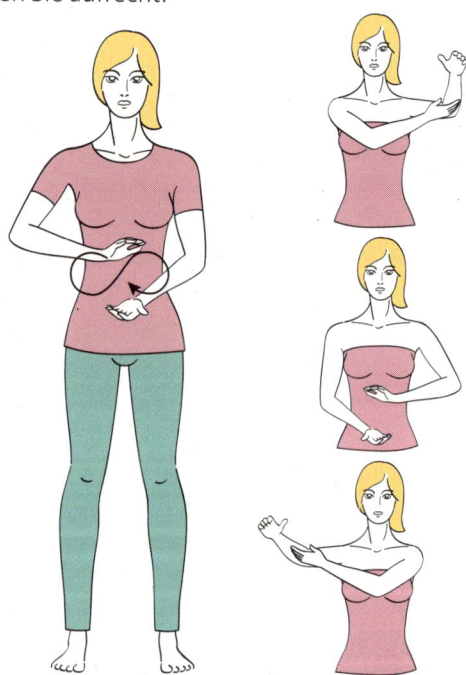

Ausführung: Sie stehen möglichst entspannt, Ihr Gewicht ist auf beide Beine gleichmäßig verteilt, Ihre Knie und Schultern sind locker, Ihr Atem fließt ruhig und ist im Bauch spürbar. Vor dem Unterbauch halten Sie in Ihrer Vorstellung einen kleinen Ball. Dabei trägt Ihre linke Hand den Ball, und die rechte liegt auf dem Ball. Während Sie einatmen, ziehen Sie beide Hände etwas nach links, und Sie lassen die linke Hand steigen, bis sie über der rechten Hand steht. Dabei drehen Sie beide Handflächen zueinander. Im Ausatmen bringen Sie beide Hände zurück vor den Unterbauch.

Wiederholen Sie diese Übung nach rechts. So entsteht eine liegende Acht vor Ihrem Körper. Nach mehreren Wiederholungen werden Sie die entspannende Wirkung spüren.

Diese Übung ist ein anerkannter Stress-Killer. Wenn Sie nun keine Zeit haben, diese Übung in Bewegung zu machen, dann nehmen Sie sich einen Kuli oder Bleistift und zeichnen diese Acht in zigfacher Ausfertigung auf ein Stück Papier. Sind weder Papier noch Stift zur Hand, dann malen Sie die Acht in die Luft. Auch das hilft!

Wie Sie inzwischen aus der Vorbereitung zu den Übungen wissen, helfen diese, einen guten Stand zu finden. Dieser bringt eine gute, aufrechte Haltung mit sich, die Ihrem Körper Sicherheit vermittelt und einem potenziellen Angreifer zeigt, dass er es mit einer sicheren Persönlichkeit zu tun hat. Unsichere und ängstliche Personen sind für ihn leichter anzugreifen. Da er dies weiß, wird er sich überlegen, ob er sich mit Ihnen anlegen möchte. Somit haben Sie einen wichtigen Schritt zur »Selbstbehauptung« gemacht.

TIPP

Wenn Sie die Übungen intensivieren möchten, dann halten Sie sich bitte an diese Checkliste. Sie üben im sogenannten Tai-Chi-Stand und optimieren so die Wirkung.

❗ Checkliste – Körperübungen

- ☐ Die Füße stehen ungefähr schulterbreit auseinander.
- ☐ Das Gewicht ist gleichmäßig auf beide Füße verteilt.
- ☐ Die Knie sind locker und leicht gebeugt.
- ☐ Die Wirbelsäule ist gerade aufgerichtet.
- ☐ Das Steißbein ist leicht eingezogen.
- ☐ Das Kreuz ist entspannt
- ☐ Die Schultern sind locker.
- ☐ Die Arme sind entspannt.
- ☐ Die Ellbogen sind leicht gebeugt.
- ☐ Unter den Achselhöhlen bleibt Luft.
- ☐ Der Kopf zeigt mit dem Scheitelpunkt nach oben.
- ☐ Atmung und Bewegung verbinden sich und fließen harmonisch durch den Körper. Sie nehmen sich bewusst wahr: Sie spüren in Ihren »Ist-Zustand«, in Ihr momentanes Befinden.
- ☐ Sie sind ganz bei sich selbst.

Fingergriffe

Sollte nun gar keine Möglichkeit
bestehen, dass Sie ein paar der gerade beschriebenen Übungen machen
können, dann gibt es immer noch
unsere Selbstheilungskräfte, die sich
mit Jin Shin Jyutsu® aktivieren lassen. Wenn es schnell gehen soll oder
muss, dann halten Sie den genann-
ten Finger einzeln (an der rechten
und dann an der linken Hand) drei
bis fünf Minuten – oder bis Besserung einsetzt.

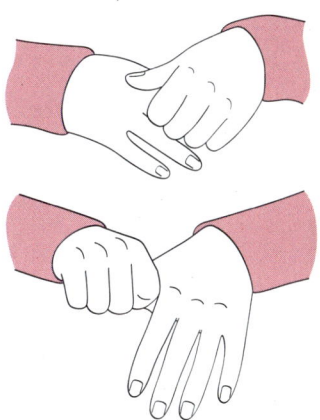

Das können Sie immer und überall durchführen.
Wichtig: Machen Sie vorher eine Atemübung, oder brin-
gen Sie mit Übung 1 (siehe Seite 24) Ihren Atem in den
Bauch.
Sie halten bei:

- Angst den Zeigefinger
- Depression alle Finger (jeweils einzeln)
- Kopfschmerzen alle Finger (jeweils einzeln)
- Nervenschwäche Daumen und Zeigefinger
- Schlafstörungen alle Finger (jeweils einzeln)
- Schmerzen alle Finger (jeweils einzeln)
- Schock den Mittelfinger
- Stress alle Finger (jeweils einzeln halten)
- Traurigkeit den Ringfinger
- Bei Kreislaufbeschwerden das Handgelenk in die
  Handfläche der anderen Hand legen.

Wissen kontra Panik

Ehe wir uns näher mit dem Phänomen Gewalt und unserer Antwort darauf befassen, möchte ich Grundlegendes voranschicken.

Alle beschriebenen Techniken in diesem Buch sind Möglichkeiten, die ich selbst als hilfreich und effektiv erachte. Natürlich gibt es unendlich viele andere Ideen, gute und weniger geeignete.

Eine Bitte: Die von mir hier beschriebenen Abwehrtechniken müssen alle beherzt und kraftvoll ausgeführt werden und können dadurch natürlich auch zu Verletzungen führen. Üben Sie bitte auf keinen Fall mit Kindern und schwachen bzw. kranken Menschen! Üben Sie mit äußerster Vorsicht, die Verletzungsgefahr ist groß! Leisten Sie sich einen guten Selbstverteidigungskurs! Hier trainieren Sie unter Aufsicht und mit erfahrenen Trainern. Autofahren lernt man auch nicht aus einem Buch, sondern in der Praxis. Jedoch ist auch beim Führerschein die Theorie unerlässlich!

Anmache und angedrohte Vergewaltigung

Bei den meisten Übergriffen geht es dem Täter nicht darum, eine Frau zu verletzen, sondern um sexuelle Befriedigung. Wenn er diese nicht freiwillig bekommt, kann Gewalt die Folge sein.

- Wehren Sie den Anfängen, und sagen Sie sofort und laut »Nein!«
- Achten Sie auf Ihren »Wohlfühlabstand«! Näher als eine Armlänge darf Ihnen niemand kommen, wenn Sie das nicht möchten. Warum eine Armlänge? Dies ist der Längenbedarf für einen Faustschlag!
- Kein normaler Mann hat Lust, mit einer blutverschmierten Frau Sex zu haben. Warum also sollte er diese so schwer verletzen, dass sie blutet oder ohnmächtig ist, wenn es ihm doch in erster Linie um Sex geht? Er würde selbst besudelt werden, sich ekeln, hätte die DNA gleich auf der eigenen Haut oder er könnte sich eine ansteckende Krankheit holen.
- Nehmen Sie nicht gleich das Schlimmste an. Dieser Gedanke könnte Sie lähmen und Ihr Denken blockieren! Dabei ist es in einer solchen Situation wichtig, konzentriert zu sein! Achten Sie auf Ihr Gefühl und bleiben Sie »bei sich«. Über Ihre Möglichkeiten zu reagieren erfahren Sie auf den folgenden Seiten mehr.

Vergewaltigung und Gewaltdemonstration

Sollte es jedoch zu einer verletzenden oder gar lebensbedrohlichen Gewaltanwendung kommen, dann müssen Sie fliehen oder mit massiver Gegenwehr kontern. Dies könnte zum Beispiel bedeuten, dass Sie das Piercing aus dem Gesicht des Angreifers reißen oder ihm in die Augen fassen, Handlungen also, die ihn verletzen werden. Das hört sich bestimmt für manche Leserin nicht schön an.

Ist es auch nicht! Aber Sie haben die Wahl: Sie verletzen Ihren Angreifer, um Ihr Leben zu schützen, oder Sie werden selbst verletzt, wenn nicht noch Schlimmeres. Wenn Sie sich wehren, dann konsequent und kraftvoll. Es gibt eine Ausnahme: Wenn Sie mit einer Waffe bedroht werden, dann ist es sinnvoll, den Dingen so lange wie möglich ihren Lauf zu lassen. Verhalten Sie sich ruhig und besonnen. Sollte die Waffe entfernt werden, dann können Sie agieren – nicht vorher! Sie bringen sich sonst in Lebensgefahr! Was Sie geschehen lassen, passiert unter Todesandrohung! Sie haben weder Verantwortung noch irgendeine Schuld daran, was Sie tun

INFO

TUN SIE ETWAS!

Bitte beachten Sie, dass es laut Statistik ohne Gegenwehr eher zu einer Vergewaltigung kommen wird. Verhindern können Sie diese nur durch aktives Handeln. Auch Flucht ist aktives Handeln!
Laut Statistik gab es beispielsweise in Baden-Württemberg 2014 und 2015 keine Vergewaltigung mit Todesfolge. 2013 kam eine Frau bei einem solchen Übergriff zu Tode. Als Opfer von Gewalttaten mit Todesfolge wurden 2015 drei Frauen und acht Männer erfasst. Wobei ich klarstellen möchte: Jeder Angriff ist ein Angriff zu viel, und jedes Todesopfer ist ein Todesopfer zu viel!

oder was mit Ihnen getan wird! Wählen Sie Ihr Leben – und bearbeiten Sie das Geschehen nachher mit professioneller Hilfe!

Wissen ist Macht

Was der Person, die Sie angreift, recht ist, kann Ihnen nur billig sein: Nutzen auch Sie den Überraschungseffekt.

- Bleiben Sie gelassen!
- Reagieren Sie überraschend! Lassen Sie sich kein Schema aufdrücken!
- Reagieren Sie locker. Versuchen Sie am Anfang, die Situation mit Humor in den Griff zu bekommen.
- Vermeiden Sie Konfrontation und Provokation.
- Bleiben Sie Regisseurin und Lenkerin des Geschehens!
- Jeder Magier arbeitet mit Tricks: Tun Sie es auch!
- Nutzen Sie die Raffinessen einer Frau. Mit Wort und Blick!
- Wenn es mit Freundlichkeit nicht geht, dann eben mit Schreien, Kratzen, Beißen und so weiter.
- Werden Sie zur Furie!
- Sollten Sie kämpfen müssen, dann reagieren Sie für den Angreifer überraschend! Verblüffen Sie mit dem Zeitpunkt, der Art und Weise oder Ihren Hilfsmitteln!

Das alles ist für Sie machbar, denn Sie haben sich vorbereitet! Sie wissen, wie Sie Ihren Atem beruhigen können und wie Sie auch in schwierigen Situationen sicher und gelassen bleiben!

Von Frau zu Frau

Katrin ist eine schlanke, junge Frau – 23 Jahre alt. Sie hat sich einen Beruf ausgewählt, in dem sie tagtäglich mit Gewalt konfrontiert wird. Deshalb habe ich sie gefragt, ob sie Angst hat, morgens zur Arbeit zu gehen, oder ob sie Angst gar nicht kennt. Katrin sagt, dass die Konfrontation mit Gewalt ihr keine große Angst macht, dass sie in dem, was passieren kann, eine Herausforderung sieht. Wenn sie den Auftrag für einen gefährlichen Einsatz bekommt, dann nutzt sie die Angst als Frühwarnsystem. So wie im Sport das Signal: »Auf die Plätze – fertig – los!«

Katrin sagt:

- »Auf die Plätze«: Die Information kommt, und ich bereite mich auf die Situation vor. Das heißt, meine Körperwahrnehmung ist eingeschaltet, und ich spüre, wie sich mein Körper vorbereitet (siehe Seite 16 ff.).
- »Fertig«: Ich erfasse die Situation und mache mich mit ihr vertraut. Ich registriere, dass ich mental und körperlich vorbereitet bin.
- »Los«: Start! Ich gehe tatsächlich los. Ohne Wenn und Aber, ohne Zweifel.

In der Situation schätze ich als Erstes mein Gegenüber ein, erkenne seine Überlegenheit, seine Schwäche, seine Aggression oder seinen Aktionsradius. Und ich schätze mich ein: Wo stehe ich, wie kann ich reagieren, brauche ich Tricks und wenn ja, welche?

Katrins Anti-Panik-Tipps

- Lassen Sie sich nicht schon im Vorfeld verrückt machen!
- Alles zuerst einmal hinterfragen und eine eigene Meinung bilden! Dann sieht vieles gleich ganz anders aus.
- Und sollte es trotzdem nicht besser aussehen, dann gilt wieder der erste Punkt: Nicht verrückt machen lassen, sondern die Angst annehmen – als hilfreichen Reflex und nicht als lähmende Mauer!
- Schaffen Sie Vertrauen in sich durch Training und über geeignete Techniken.
- Wenn Sie sich eine Verteidigungstechnik nicht zutrauen, dann werden Sie sich im Ernstfall auch nicht mit ihr verteidigen können! Setzen Sie auf Flucht!
- Besteht die Möglichkeit, sich einer gefährlichen Situation zu entziehen, nutzen Sie diese. Ein vermiedener Kampf ist ein gewonnener Kampf.
- Wenn Sie gezwungen sind zu kämpfen, dann mit allen Mitteln! Es darf kein Aufgeben geben! Greifen Sie an, wenn Ihr Gegner am wenigsten damit rechnet.
- Fliehen ist für eine Frau der beste Weg! Männer sind körperlich und kampftechnisch den meisten Frauen überlegen.
- Frauen haben dafür mehr Tricks drauf – setzen Sie diese ein!
- Versuchen Sie stets, auf sich aufmerksam zu machen, um andere zur Hilfe aufzufordern. Nutzen Sie den Überraschungseffekt!

TIPP

Trickkiste für den Notfall

Die Tricks sollten als Tipps verstanden werden, und Sie müssen selbst entscheiden, wie weit die Situation vorangeschritten ist – ob und was überhaupt noch Sinn macht. Aber auch solche Szenen kann man in Selbstverteidigungskursen üben und weiß dann schnell, was passt und was nicht! Oder Sie nehmen sich die Zeit und überlegen zusammen mit Freundinnen, welche Tricks Ihnen einfallen. Hier einige Beispiele:

- *Wenn ein Nein nicht reicht, versuchen Sie es ganz anders: Tun Sie so, als ob.*

- *Spielen Sie Ihrem Angreifer etwas vor. Egal, wie unsympathisch er Ihnen ist. Jetzt sind Ihre schauspielerischen Kenntnisse gefragt.*

- *Tun Sie so, als ob Sie nachgeben würden. Seien Sie so charmant wie nur möglich, mit dem Ziel, selbst das Geschehen zu lenken.*

- *Werden Sie lieb und nachgiebig, und lassen Sie Ihr Gegenüber glauben, dass Sie ein Dummchen sind – dann agieren Sie entschlossen und ruhig!*

- *Sagen Sie z. B.: »Also, wenn schon, dann doch lieber mit Spaß: Wie wäre es bei mir?« So verschaffen Sie sich Zeit und einen besseren Aktionsradius.*

TIPP

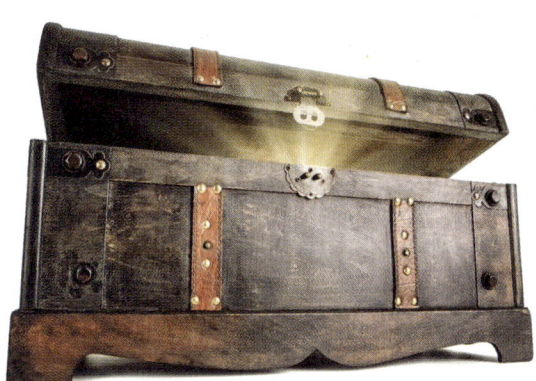

- *Versuchen Sie ins Licht zu kommen, unter Menschen: »Lass uns ins Helle fahren, ich möchte dich sehen können ...«*

- *Nutzen Sie seine Kleidung. Hat er z. B. eine Mütze oder Kappe auf, dann ziehen Sie ihm diese ganz schnell ins Gesicht. Wenn Sie einen sicheren und effektiven Schlag draufhaben, dann schlagen Sie einmal mit ganzer Kraft zu und laufen dann so schnell wie möglich weg.*

- *Sollte er im Sommer Flip-Flops oder Sandalen tragen, dann setzen Sie Ihre Absätze gegen seine Zehen ein. Er wird Sie nicht mehr sehr dynamisch verfolgen können.*

Prävention – ein wichtiges Thema

Einige vorbeugende Maßnahmen haben Sie ja schon kennengelernt:

1. Sie kümmern sich darum, dass Sie selbstsicher durchs Leben gehen (siehe Seite 15). Denn erfahrungsgemäß werden Frauen, die Selbstsicherheit, Selbstbewusstsein und Kraft ausstrahlen, viel seltener angegriffen, als Frauen, die sich unsicher und ängstlich bewegen.

2. Sie haben Körperübungen entdeckt, die Ihnen in Extremsituationen zu Ruhe und entspannter Atmung verhelfen, sodass Sie schwierigen Situationen gelassen entgegensehen können.

3. Und Sie weichen der Angst nicht aus, sondern haben Mittel und Wege gefunden, mit ihr umgehen zu können (oder Sie sind gerade dabei, diese zu erlernen).

Beweglichkeit und Fitness

Das Wichtigste: Sie halten sich körperlich fit! Ob Sie nun regelmäßig ein Sportstudio besuchen oder einen Sportverein, ob Sie schwimmen oder joggen gehen, das spielt keine Rolle. Die Hauptsache ist, dass Sie Ihren Körper darauf vorbereiten, dass er unter Umständen einer »körperlichen Attacke« ausgesetzt sein kann. Auch dann, wenn sie von einem großen, starken Mann oder gar mehreren Männern ausgeht.

Zum Glück besteht das weibliche Geschlecht nicht nur aus »unterlegener körperlicher Kraft«, sondern auch aus

Verstand und Gefühl. In Verbindung mit der erwähnten Stresshormonausschüttung kommt ja Gott sei Dank sofort der richtige Impuls: fliehen! Das tun Sie dann auch, und zwar so schnell wie möglich. Denn Ihr Verstand weiß, der erfolgreichste Kampf ist der, der nicht stattfindet! Lassen Sie sich also einen »Kampf« nicht aufdrängen, der für Sie unangenehm werden könnte. Sie lassen sich von einer Verkäuferin auch kein Shirt aufschwätzen, das Sie nicht tragen mögen. Üben Sie, schnell zu laufen! Denn die zweite Alternative, die der Igel so gut beherrscht, nämlich sich tot zu stellen, ist nicht Erfolg versprechend!

Und bedanken Sie sich bei Ihrem Verstand und Ihrer Angst, immer wenn Sie sich sportlich betätigen, denn durch die beiden sind Sie zu einer gesünderen Lebensweise gekommen! Sport ist nicht nur für Ihre Sicherheit, sondern auch für die Figur und die Gesundheit wichtig!

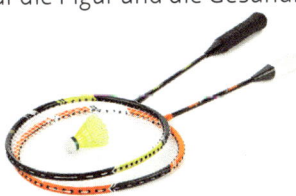

Ideal ist die Verbindung von Bewegung, körperlicher Fitness und Reaktionsvermögen. Dafür eignen sich viele Ballspiele. Zum Beispiel: Volleyball, Badminton, Tennis, Tischtennis oder »Tai Ji Bailong«-Ball.

Dies ist Prävention. Egal, ob Sie jemals angegriffen werden oder nicht: Sie haben Spaß und bleiben fit.

Selbstverteidigungskurse

Besuchen Sie in regelmäßigen Abständen Selbstver-
teidigungs- oder Selbstbehauptungskurse. Angebote
dazu finden Sie bei der Polizei, in Sportvereinen, die
Kampfsport anbieten, in Kampfkunstschulen, Familien-
bildungsstätten und Volkshochschulen. Dort können
Sie ausprobieren, was Ihnen liegt und ob Sie überhaupt
zuschlagen können oder möchten. Vielleicht liegt es
Ihnen auch mehr, zu treten oder zu stoßen. Hier berät Sie
ein erfahrener Trainer oder eine erfahrene Trainerin, welche Technik Sie wann am besten anwenden. Sie wissen ja
im Voraus nicht, von welcher körperlichen Konstitution
Ihr Angreifer sein könnte, ob er im Winter dick gekleidet
oder im Sommer in Shorts angreift, ob der Angriff auf
einer Straße, in einem engen Raum, im Auto oder in
einem Park stattfindet.

Ebenso wichtig ist es, dass Ihr Trainer oder Ihre Trainerin
die für Sie geeignete Technik aussucht. Denn es hängt
auch von Ihrer Konstitution und von Ihrem Wesen ab,
mit welchen Techniken Sie sich sinnvoll wehren können.
Besuchen Sie nicht nur einen einzigen Kurs, denn die
Zeit löscht so manche Information aus Ihrem Gedächt-
nis. Mit jedem neuen Kurs kommen auch neue hilfreiche
Erkenntnisse für Sie hinzu.

Neben dem Praxisteil erfahren Sie in diesen Kursen auch,
wie man mit Provokation umgeht und wie man Möglichkeiten findet, einen bedrohlichen Konflikt friedlich zu
lösen. Auch der auf Seite 51 ff. beschriebene Einsatz von

Hilfsmitteln, wie Pfefferspray und Lärmschocker, kommen dort zur Sprache. Und Sie lernen Frauen kennen, die ähnliche Sorgen und Ängste haben wie Sie!

TIPP

*Erschrecken Sie nicht, wenn Sie in den ersten Stunden eines Kurses feststellen, was Sie alles **nicht** können! Diese Einsicht ist die Basis für Ihre Entwicklung. Nichts kann schmerzhafter sein als eine falsche Selbsteinschätzung! Denn effektive Selbstverteidigung muss gelernt und geübt werden. Auch hier gilt das Sprichwort: Es ist noch kein Meister vom Himmel gefallen! Aber vielleicht ab und zu mal ein Talent!*

Dann ist auch noch die richtige Auswahl der Schule oder des Kurses wichtig. Hier bekommen Sie Tipps, wie Sie die richtige finden und auf was Sie achten müssen.

Zum Inhalt:
Unterrichtet der Ausrichter in erster Linie
- **Aikido,** dann liegt der Schwerpunkt auf dem Ausweichen, dem Abwehren sowie Wurf- und Haltetechniken,
- **Jiu Jitsu,** dann liegt der Schwerpunkt auf Schlag-, Tritt-, Stoß-, Hebel- und Würge-Techniken,
- **Judo,** dann liegt der Schwerpunkt auf Verteidigung und Angriff, einfachen und effizienten Fall- und Wurftechniken,

- **Karate,** dann liegt der Schwerpunkt auf Schlag-, Block- und Tritt-Techniken,
- **Systema,** dann liegt der Schwerpunkt auf dem Ausweichen und der Atemschulung unter Stress,
- **Taekwondo,** dann liegt der Schwerpunkt auf Schnelligkeit, Hand- und Fußtechniken,
- **Wing Tsung,** dann liegt der Schwerpunkt auf Verteidigung auf engem Raum und
- **WenDo,** dann liegt der Schwerpunkt auf Wahrnehmungs- und Schrei-Übungen und Tricks.

Zur Einrichtung:
- Hören Sie sich um. Wo wird ein Kurs/eine Schule empfohlen? Sprechen Sie mit Teilnehmerinnen.
- Schauen Sie sich die Räumlichkeiten an. Sie sollten sich dort halbwegs wohlfühlen. In diesen Kursen werden Sie angeleitet, »aus sich herauszugehen«, und dies ist in einer Umgebung, in der Sie sich nicht wohlfühlen, schwer möglich.
- Liegt Ihnen die Persönlichkeit und die Art des Trainers/der Trainerin? Wichtig ist: Sie brauchen eine Vertrauensebene, sonst reagieren Sie gehemmt, und das blockiert Ihr Lernen.
- Unterrichtet der Trainer/die Trainerin praxisorientiert? Das ist wichtig, denn die schönste Technik nützt nichts, wenn sie nicht »alltagstauglich« ist. Eine körperliche Attacke ist nun mal keine Kampfkunstübungsstunde!

- Vergewissern Sie sich, dass der Trainer oder die Trainerin eine solide Qualifikation hat und regelmäßig Fortbildungen macht/gibt.
- Planen Sie genügend Zeit ein. Eine effektive Selbstverteidigung lernt man nicht in ein paar Stunden. Und wenn man sie erlernt hat, kommt die Zeit des Übens. Sie brauchen Sicherheit, auch Sicherheit in der Verteidigungstechnik und der Reaktion. Und diese bekommen Sie durch Übung und Wiederholung!
- Seien Sie selbstsicher genug, und schauen Sie sich die empfohlenen Techniken an. Sprechen Sie auch mit anderen über deren Tauglichkeit. Nicht alles, was sich interessant anhört, eignet sich im Ernstfall!

Gemeinsames Training macht Spaß!

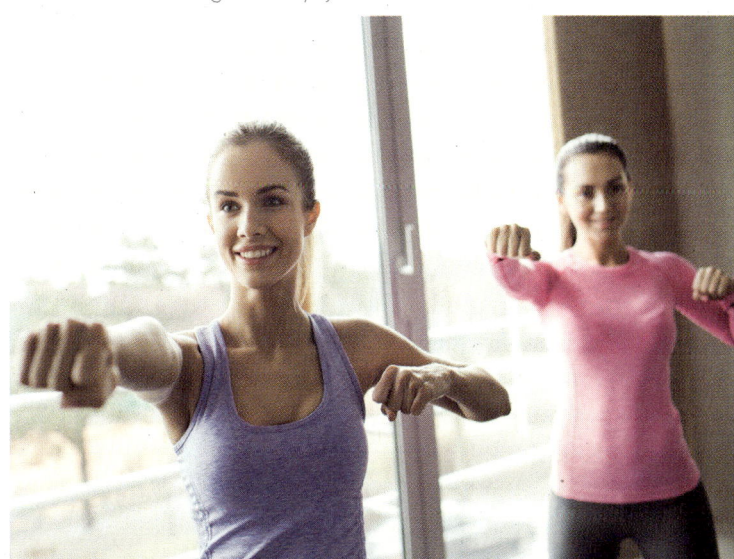

Die Körpersprache

Gehen Sie aufrecht und selbstbewusst. Achten Sie auf Ihr Umfeld. Das können Sie schlecht mit gesenktem Blick. Vermitteln Sie einen freundlichen, aber selbstbewussten Eindruck. Vermeiden Sie es, sich als »Opfer« anzubieten, in dem Sie sich ängstlich zeigen.

Keine Regel ohne Ausnahme: Leider! Vor einigen Jahren hätte ich diese Anleitung so stehen lassen können. Doch für uns Frauen hat sich etwas geändert.

Heute sollten Sie unbedingt beachten, dass andere Länder andere Sitten haben. Die Demonstration großen Selbstvertrauens kann auf orientalische und afrikani- sche Männer provokativ wirken. Sollten Sie den Eindruck haben, dass Ihnen Gefahr aus dieser Richtung droht, ist ein sensibles Wahrnehmen der Situation hilfreich. Bleiben Sie authentisch und selbstsicher in Ihrer Haltung (siehe Kapitel »Selbstsicherheit«, Seite 13 f.), doch ist es ratsam, in diesem Fall den Blick leicht zu senken, ohne dabei die Situation aus den Augen zu verlieren. Diese Herangehensweise (man kann es auch »Trick« nennen) kann helfen, Eskalationen zu vermeiden.

Ihre Stimme

Ob mit oder ohne Selbstverteidigungskurs: Pflegen Sie Ihre Stimme, üben Sie das Schreien. Nur lautes und energisches Schreien ist effektiv!

Beachten Sie dabei, dass Schreien in hohen Tönen, also Kreischen, keine so effektive Wirkung hat, wie ein Schrei mit tiefer und resoluter Stimme. Dabei kommt es auch darauf an, was wir schreien. Wählen Sie Worte wie »Hilfe!« oder »Nein!«, so kann die Stimme leicht nach oben rutschen, denn i und e werden in der Kehle gebildet, wogegen a und o aus dem Bauch- und Brustraum kommen. Diese Vokale können Sie auch länger laut schreien, denn sie belasten die Stimmbänder nicht so sehr wie i und e.

Noch ein Tipp: Achten Sie auf Ihre Atmung. Atmen Sie aus, wenn Sie laut schreien! Atmen Sie dann ruhig und entspannt weiter.

INFO

WANN SCHREIE ICH?

Schreien ist nur sinnvoll, wenn Sie die Chance haben, dass Sie jemand hört. Wenn Sie in einem abgelegenen Park oder im Wald angegriffen werden und die Möglichkeit sehr gering ist, dass Sie gehört werden, dann ist es sinnlos, lange zu schreien. Ausgiebiges Brüllen kann dazu führen, dass Ihr Angreifer nervös wird und nur noch das Eine will: Sie »ruhigstellen«. Und dann geht seine ganze Kraft in erster Linie dahin, Sie »mundtot« zu machen!

Was Sie rufen, ist ebenfalls von Bedeutung. Auf ein »Hilfe«-Rufen werden Sie keine große Resonanz bekommen. Wogegen Sie bei »Feuer« schon eher mit der Aufmerksamkeit Ihrer Mitmenschen rechnen können. Wen interessiert es nicht, ob und wo es brennt!

Üben Sie mit einer Freundin, dann kommen Sie sich im Ernstfall nicht komisch vor! Üben Sie ein lautes:

HALT, STOPP, HA, HAU AB, FEUER!

Wichtig ist: Ihre Körpersprache muss zu Ihrem Schreien und den Worten passen. Seien Sie authentisch!

TIPP

Lassen Sie sich trotz aller Ernsthaftigkeit der Angelegenheit Ihre Unbeschwertheit und Freude am Leben nicht nehmen!

- *Spielen Sie mal wieder Memory. So können Sie Ihre Aufmerksamkeit verbessern und das genaue Hinschauen üben!*

- *Gehen Sie zusammen mit einer Freundin in ein Straßencafé. Warum sollte die Prävention nicht auch ganz lustig sein? Bei einer Tasse Cappuccino oder einem leckeren Eisbecher können Sie zusammen Ihre Aufmerksamkeit schulen. Sie suchen sich gemeinsam einen auffälligen Passanten aus. Ihre Freundin beschreibt das Aussehen und die Kleidung nach kurzem Hinschauen möglichst genau. Sie behalten die Person im Auge und kontrollieren die Aussage. Natürlich wechseln Sie sich ab. Das macht Spaß, und Sie üben die Personenbeschreibung für die Anzeigenaufnahme bei der Polizei.*

Wichtige Hilfsmittel

- Ihr **Handy** oder **Smartphone** ist ganz wichtig. Neben den drei Nummern Ihres »Hilfenetzwerkes« (siehe Seite 56) speichern Sie bitte auf dem Display die Notrufnummer der Polizei ein! 110 für die Polizei und 112 für Feuerwehr und Notarzt! Und speichern Sie die Nummern so ein, dass Sie sie nicht suchen müssen! Ein Fingerdruck muss im Ernstfall genügen!

- Bevor Sie mit dem **Pfefferspray** hantieren, sollten Sie gut informiert sein, denn das Pfefferspray ist ein »Tierabwehrspray« und nicht für die Verwendung gegen Menschen gedacht. Ganz unproblematisch ist die Verwendung nicht. Pfefferspray darf nicht in geschlossenen Räumen verwendet werden, Sie gefährden sich sonst selbst! In der Handtasche nützt es relativ wenig, denn es dauert zu lange, bis Sie es aus der Tasche

INFO

ACHTUNG BEIM PFEFFERSPRAY

Das Spray ist geeignet, wenn Sie auf kurzen Strecken unterwegs sind und das Spray bereits gebrauchsfähig in der Hand halten können. Das Pfefferspray zeigt wenig bis keine Wirkung, wenn der Angreifer unter Alkohol oder Drogen steht!

geholt, die Kappe abgemacht und den Sprühkopf in Richtung Angreifer ausgerichtet haben. Sie müssen sprichwörtlich wissen, »woher der Wind weht«. Wenn Sie gegen den Wind sprühen, dann bekommen Sie das Spray ab! Üben Sie, damit Sie wissen, wie es funktioniert. Das Spray einzusetzen, macht nur Sinn, wenn alle Handgriffe automatisiert sind! Deshalb ist es ratsam, ein Übungsspray zu kaufen, nicht, dass Ihres im Ernstfall »leer geübt« ist. Auf diese Weise können Sie ohne Gefahr Erfahrung sammeln.

- Das **Reizstoffsprühgerät,** das ebenfalls zur Abwehr verwendet werden könnte, ist ohne amtliches Zulassungskennzeichen verboten! Sie dürfen so ein Gerät auch nicht zu öffentlichen Veranstaltungen mitnehmen – egal, wie dunkel Ihr Weg zum Parkplatz ist! In diesem Fall würden Sie sich sogar strafbar machen!
- Der **Schrillalarm** (Geräuschschocker) eignet sich auch in geschlossenen Räumen, macht unbedingt auf Sie aufmerksam und verschafft Ihnen Zeit für die Flucht. Achten Sie beim Kauf darauf, dass er eine möglichst lange »Schrillzeit« hat. Prüfen Sie, ob die Batterien funktionsfähig sind. Testen Sie ihn aus, damit Sie wissen, welchen Ton auch Sie aushalten müssen. Billigangebote mit einer Lautstärke um 100 Dezibel sind für Ihre Sicherheit ungeeignet!

Wenn Sie den Alarm einsetzen, dann halten Sie das Gerät nicht zu lange in der Hand. Es könnte vorkommen, dass Ihr Angreifer nach Ihrer Hand fasst, um das

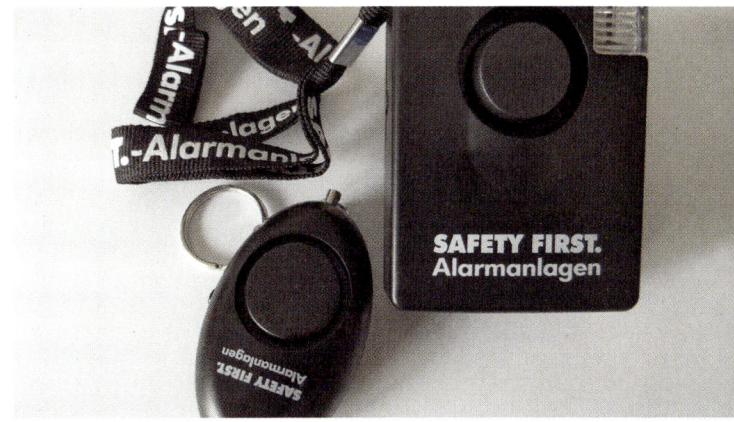

Schrillalarme, auch »Schutzalarme« genannt, sind extrem laut und sorgen für einen Schreckmoment beim Angreifer.

Ding stillzulegen. Dann ist ein Entkommen schwer möglich. Werfen Sie es also möglichst so weit weg, dass der Angreifer die Möglichkeit hat oder sucht, das Gerät zu zerstören. Das verschafft Ihnen Zeit für eine Flucht!

- **Stöcke, Stäbe** oder **Waffen** – bitte bedenken Sie, dass das Mitführen bestimmter Waffen, dazu gehören auch Stöcke, strafbar ist. Und überlegen Sie, ob Sie im Ernstfall überhaupt bereit wären, diese Waffe einzusetzen. Wenn nicht, dann lassen Sie sie besser zu Hause! Den Umgang mit Stöcken oder Stäben sollten Sie trainieren, sonst kann der Angreifer möglicherweise Ihre Waffe gegen Sie verwenden! Tipp: Ihr Regenschirm fällt nicht unter das Waffengesetz!

TIPP

Alltägliche Hilfsmittel, die Sie einsetzen können, um sich zu wehren sind: Schirme, Schlüssel, eine Trillerpfeife, eine geschlossenen Tasche mit Inhalt (je schwerer, desto besser), ein Buch, das Sie gerade in der Hand halten, zur Not auch ein Blumenstrauß oder Blumentopf oder eine zusammengerollte Zeitung. Mit all diesen Sachen können Sie zuschlagen und stoßen, den Angreifer überraschen und die Aufmerksamkeit von Passanten auf sich ziehen. Der Schlag oder Stoß muss allerdings kräftig sein, sonst erreichen Sie nur eine Steigerung der Aggression beim Angreifer. Bedenken Sie, im Ernstfall bringt Ihnen dieser Schlag zweierlei: einen Überraschungseffekt beim Angreifer und einen Vorsprung für Ihre Flucht. Dabei handelt es sich aber nur um Sekunden. Sie sollten also noch mehr in petto haben: Schreien, Schrillalarm, Trillerpfeife, Notrufnummer etc. Im Auto achten Sie darauf, dass Sie einen Knirps oder ein Kabel mit circa zwei bis drei Zentimeter Durchmesser und etwa 30 Zentimeter Länge griffbereit haben. Damit können Sie zuschlagen.

- Die **Kleidung** kann entscheidend sein. Keine Sorge: Ich werde keine Moralpredigt über »aufreizende Kleidung« halten. Sie wissen, was zu Ihrem Typ passt, und so kleiden Sie sich. Das ist Ihre Freiheit. Nur möchte ich darauf aufmerksam machen, dass Sie in Turnschuhen schneller rennen können als in High Heels – und dass ein enger Rock eher wie eine Bremse wirkt. Deshalb: Wenn Sie schon im Dunkeln auf einem abgelegenen Platz unterwegs sind – überlegen Sie, ob Sie diese hohen Schuhe dort noch tragen müssen oder ob Sie sie einfach gegen flache austauschen können.
- **Schmuck:** Chic und effektiv sind große Ringe mit kantig geschliffenen Steinen. Sollten Sie sich wirklich mit einem Faustschlag wehren müssen, dann kann so ein Ring sehr schmerzhaft für den Angreifer sein.

TIPP

Nehmen Sie sich Ihren Versicherungsordner vor, und schauen Sie nach, ob Ihre Rechtsschutzversicherung für die Anwaltskosten aufkommen würde. Haben Sie eine Familienrechtsschutzversicherung, dann deckt diese normalerweise die Kosten ab. Ohne Rechtsschutz können Sie im Ernstfall einen Antrag auf Beratungsbeihilfe und Prozesskostenhilfe stellen. Entsprechend Ihrer finanziellen Situation werden dann die Kosten übernommen oder vorgestreckt. Den Antrag kann man auf dem Amtsgericht oder über einen Rechtsanwalt stellen.

❗ Checkliste – Handtasche und Auto

- ❏ Handy mit Notrufnummern: 110 und 112
- ❏ Nummern Ihres Hilfenetzwerks (Bekannte, Kollegen, Eltern, Hausarzt)
- ❏ Telefonnummer des Rechtsanwalts/Opferanwalts
- ❏ Rechtsschutzversicherung
- ❏ Schrillalarm
- ❏ Knirps
- ❏ Kabel
- ❏ Trillerpfeife
- ❏ Notfalltropfen

❗ Checkliste – Prävention für den Fall der Fälle

- ❏ Letzter Selbstverteidigungskurs
  (zuletzt am: _____)
- ❏ Mein Fitnessprogramm
  (was und wann: _____)
- ❏ Übung: Personenbeschreibung
  (zuletzt am: _____)
- ❏ Ballspiele
  (zuletzt am: _____)
- ❏ Memory oder Ähnliches
  (zuletzt am: _____)

❗ Checkliste – Hilfe aus dem Arzneischrank

Es wäre gut, wenn Sie ein paar Medikamente zu Hause und eventuell auch in der Handtasche/im Auto haben, bis Sie von einem Arzt versorgt werden. Die homöopathischen Alternativen sind kursiv geschrieben.

Wichtig: Sollten Sie eine Vorerkrankung haben, dann gehen Sie die folgende Liste bitte erst mit Ihrem Arzt durch.

- ❏ Schock: Rescue-Tropfen, *Aconit D 6*
- ❏ Angstzustände: *Aconitum C 30*
- ❏ Nervosität: *Aconitum C 30*, Entspannungsbad
- ❏ Einschlaf-, Durchschlafprobleme: Baldrian-Tinktur oder *Neurexan*-Dragees
- ❏ Zerrungen: *Arnica C 30, Traumeel*
- ❏ Prellungen: *Ruta D 6, Traumeel*
- ❏ Verstauchungen: *Arnica C 30*
- ❏ Kleinere Wunden, Schürfwunden: *Arnica C 30*
- ❏ Verletzung von Muskeln, Bändern, Sehnen: *Rhus toxicodendron D 12, Bryonia D 12*

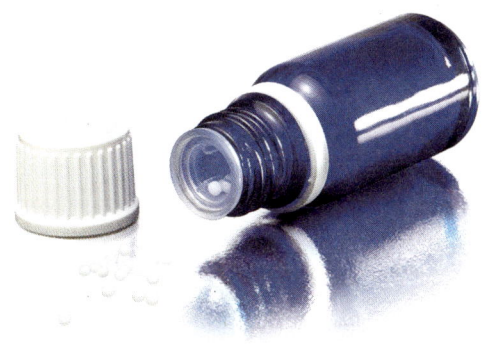

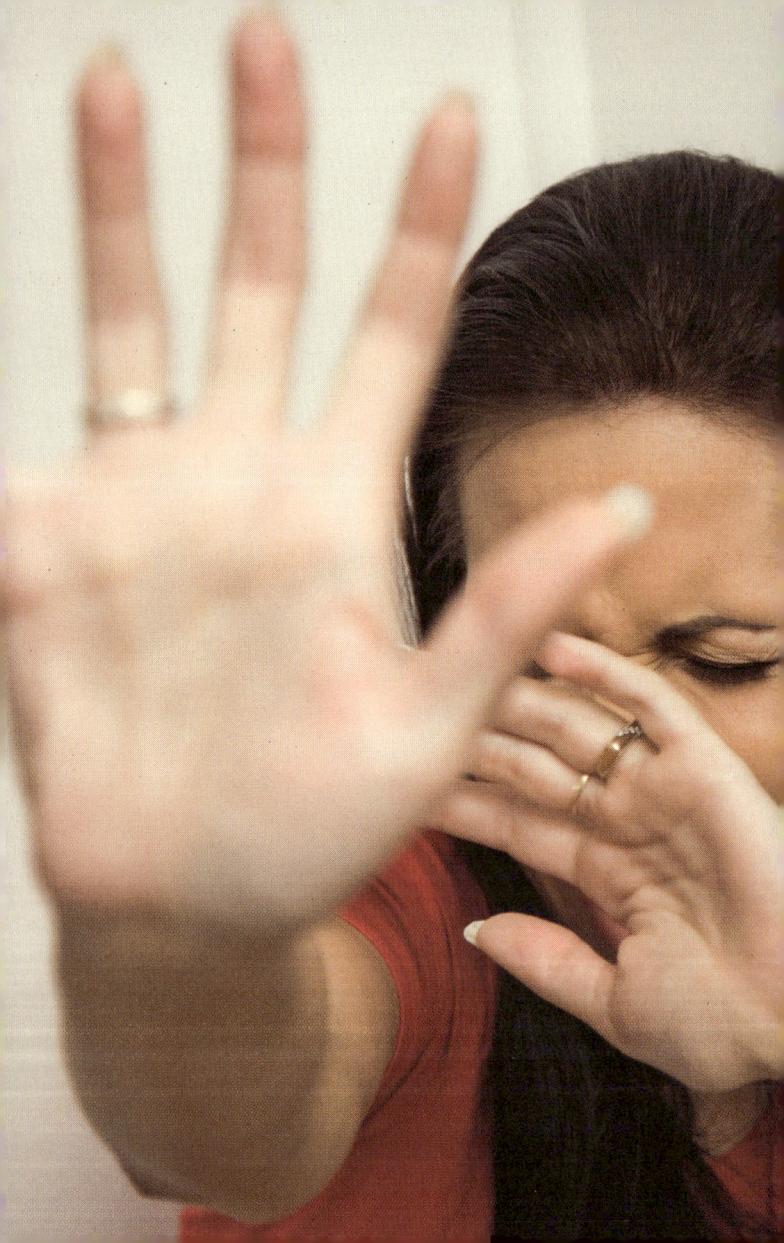

DER AKUTFALL –
Was tun, wenn
etwas passiert?

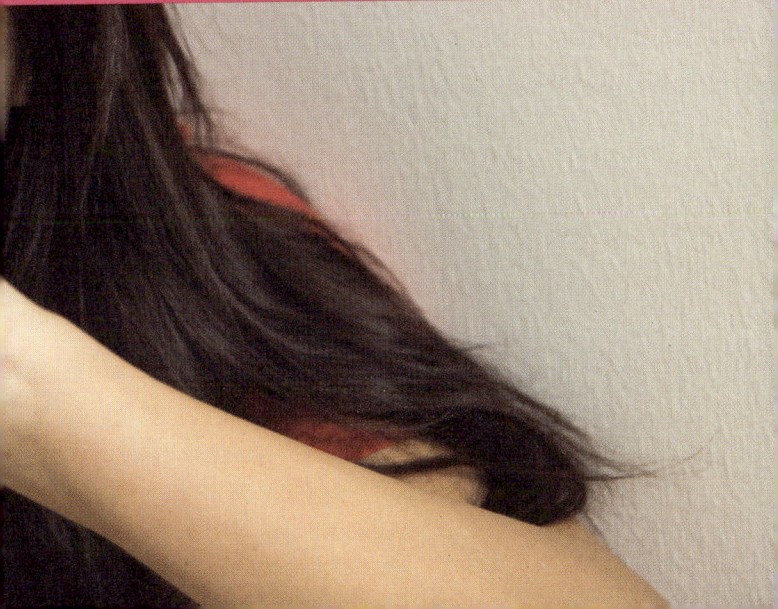

Hilfreiche Abwehrtechniken

Es genügt nicht nur zu wissen, man muss auch tun.
Johann Wolfgang von Goethe

Sich mit Worten wehren

Wenden wir uns der Praxis zu. Das klingt schon eigenartig. Die Praxis: Damit ist der Ernstfall gemeint. Der Augenblick, in dem Sie verbal oder körperlich angegriffen werden. Zum Glück »wissen« Sie schon einiges und sind vorbereitet.

Legen Sie nun Ihre Gelassenheit und Ihr Selbstvertrauen in die Waagschale. Vertrauen Sie auf Ihre Körperwahrnehmung, Fitness und Reaktionsfähigkeit.

Der beste Kampf ist der, der nicht stattfindet, das ist inzwischen Fakt. Und da Ihre Gesundheit ein mit allen Mitteln zu schützendes Gut ist, schauen wir uns doch zuerst einmal an, was Sie verbal regeln können. Sie haben Ihre Stimme trainiert und auch schon die richtigen Worte gefunden, die Sie im Ernstfall äußern können. Nun geht es darum, dass Sie den Mut haben, diese anzuwenden und klare Grenzen zu setzen. Wichtig ist: Tun Sie dies bereits in Ihrem Umfeld bei der kleinsten Anmache, sagen Sie laut und deutlich, dass so etwas bei Ihnen nicht läuft. Dann ist Ihr Wille schon mal bekannt.

Aber auch draußen auf der Straße, im Auto, an Ihrem Arbeitsplatz: Sie grenzen sich ab und fordern die Person auf, die Sie angreift oder bedrängt, sofort einzuhalten! Das ist Ihr gutes Recht!

Daran müssen Sie im Ernstfall denken:
- Sagen Sie laut und bestimmt, was Sie nicht wollen. Benennen Sie die Belästigung. Geben Sie dem Verhalten, das Sie nicht mögen, einen Namen. (»Fassen Sie mich nicht an!«, »Bleiben Sie stehen!«, »Gehen Sie weg!«, »Nehmen Sie Ihre Finger von meinem Busen!«)
- Sprechen Sie Ihr Verbot dieser Person gegenüber unmissverständlich knapp und deutlich aus. Sagen Sie klipp und klar, was Sie erwarten.

TIPP

Sie formulieren genau, laut und bestimmt! Sollte der gewünschte Erfolg nicht eintreten, dann werden Sie noch massiver. Sprechen Sie auf keinen Fall Drohungen aus! Damit setzen Sie den Angreifer unter Druck. Er könnte in Panik geraten, und Sie kommen in große Gefahr! Zum Beispiel sind Sätze wie diese ungeeignet: »Wenn Sie mich nicht in Ruhe lassen, sorge ich dafür, dass Sie Ihres Lebens nicht mehr froh werden!« oder »Ich habe Beziehungen!« Im häuslichen Umfeld: »Das werde ich meinem Mann/Freund sagen!« Vermeiden Sie unklare Aussagen und Beleidigungen, wie »Idiot!«, »Zieh Leine!« oder »Leck mich!«.

- Bleiben Sie bei der Anrede »Sie«. Dann wissen Außenstehende, dass es sich nicht um einen Konflikt unter Bekannten handelt!
- Indem Sie Ihre Notlage verbal klar benennen, erfährt Ihr Umfeld sofort, worum es geht. Dann kann später niemand sagen: »Wenn ich das gewusst hätte!«
Diese Vorgehensweise gilt überall: auf der Straße, im häuslichen Umfeld, im Verein, auf Partys, im Frei- oder Hallenbad. Im Bad oder in der Sauna haben Sie den Vorteil, dass Aufsichtspersonal vor Ort sein muss. Geben Sie umgehend Bescheid, wenn Ihnen etwas auffällt oder Sie angemacht wurden!
- Wenn Sie die Möglichkeit haben, sprechen Sie Passanten an. Direkt! Sagen Sie genau, was passiert. Dass Sie verfolgt, bedroht oder unsittlich berührt werden. Und beschreiben Sie auch so genau wie möglich, von wem. Etwa so: »Hallo, Sie im braunen Mantel, dieser Mann im grünen Sweatshirt verfolgt mich schon seit einiger Zeit. Kann ich ein Stück weit neben Ihnen gehen?«; »Können Sie mich bitte zu meinem Auto begleiten!«; »Würden Sie mit mir warten, bis ich die Polizei verständigt habe?«

Sich körperlich wehren

Sie hatten keinen Erfolg, zu fliehen und bekommen keine Hilfe von außen. Ihr Angreifer wird aktiv.
Ihre Lage ist ernst. Verausgaben Sie sich nicht in kräftezehrenden Aktionen, wenn diese keinen Erfolg verspre-

chen! Sparen Sie sich Ihre Kräfte, und warten Sie auf Ihre Chance! Nutzen Sie diese dann kompromisslos!

Beruhigend ist, Sie haben gelernt, wie man sicher steht (siehe Seite 23). Sie können sich nach dem ersten Schrecken schnell beruhigen, denn Sie wissen, wie Sie Ihre Atmung regulieren können (siehe Seite 24 f.). Sie sind selbstsicher und nutzen Ihre Angst als Frühwarnsystem. Sinnlos draufloszuschlagen, ist, wie gesagt, nicht unbedingt sinnvoll, vor allem, wenn Sie nicht über eine gute Kondition verfügen. Deshalb macht es Sinn, wenn Sie sich vorher die Punkte merken, wo ein Schlag dem Gegner starke Schmerzen oder heftiges Unwohlsein bereitet. Jeder Angriff gegen den Kopf Ihres Gegners ist sehr gefährlich. Eine Aktion gegen dessen Hals mit großer Wahrscheinlichkeit sogar tödlich. Deshalb möchte ich in diesem Buch nicht näher darauf eingehen. Wenn Sie Informationen dazu wollen, bekommen Sie diese in einer Selbstverteidigungsschule.

Sehr schmerzempfindlich sind auch Augen, Nase und Ohren sowie Schienbein und Knie. Auch der Oberschenkel, der Fußrist und die Zehen.

Viel geredet wird über den Schlag in die Genitalien. Hier sollten Sie bedenken, dass dieser nur bedingt funktioniert, denn diese Technik hat sich herumgesprochen, und die meisten Männer stehen nicht mehr im »Cowboy Style« herum. Schwierig wird es auch bei entsprechender Kleidung der Männer, z. B. bei Parka oder Wintermantel.

Verletzliche Stellen am menschlichen Körper

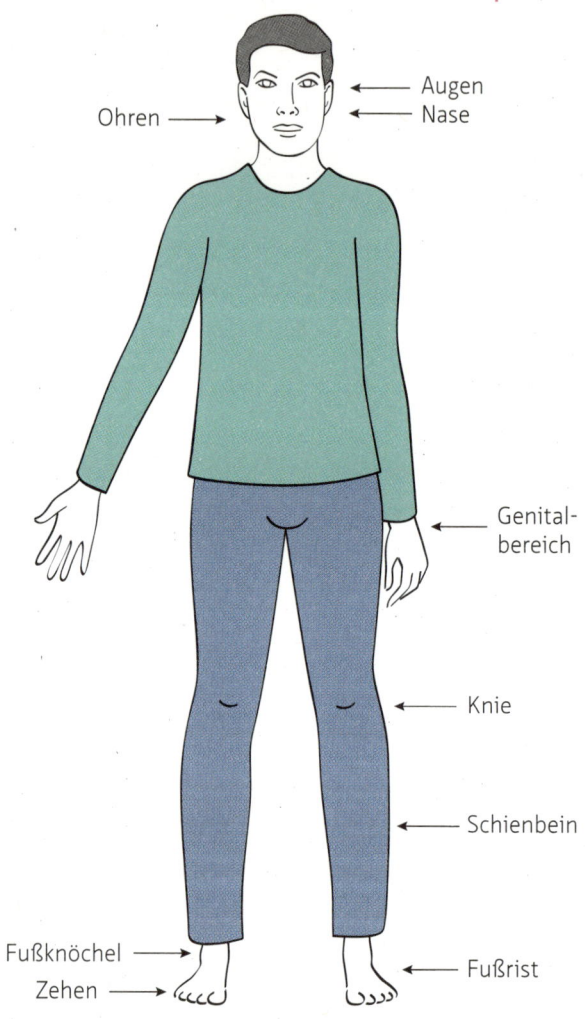

Ohren →

→ Augen
→ Nase

→ Genital-
bereich

→ Knie

→ Schienbein

Fußknöchel →
Zehen →

→ Fußrist

Schlagen, boxen, treten

Nun wissen Sie, wo es wehtut. Der nächste Schritt ist,
dass Sie lernen sollten, wie Sie die Aktion durchführen
beziehungsweise, was Sie machen müssen.
Deshalb schauen wir erst mal Ihre eigenen Waffen an:
Ihre Hände, Beine und Füße. Wie Sie diese richtig einsetzen, lassen Sie sich am besten in einem Kurs zeigen. Ich
kann Ihnen hier nur die Grundkenntnisse vermitteln. Es
handelt sich im Ernstfall immer um eine Folge von Aktionen, auf die Sie richtig reagieren sollten. Hier finden Sie
einige Tipps.

Die Hände

Wie Sie Ihre Hand zur Faust
ballen, wissen Sie ja schon
(siehe Seite 26 ff.).
Wichtig: Ihr Daumen liegt auf
dem zweiten Fingergelenk
des Zeige- und Mittelfingers.
Ihr Handgelenk ist gestreckt

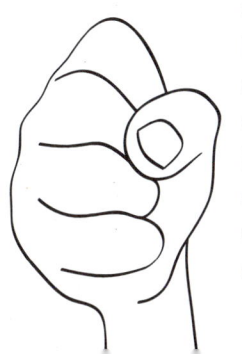

und nicht gebeugt. Mit dieser
Faust können Sie zuschlagen, auch
mit beiden Fäusten gleichzeitig
oder im schnellen Wechsel! Sie
können gerade boxen, z. B. auf
ein bestimmtes Ziel hin, oder von
unten nach oben, wie z. B. bei
einem Kinnhaken.

Die halbe Faust

Nun sind Ihre Finger leicht gebeugt. Die Fingerspitzen berühren aber nicht die Handflächen! Schöne, lange Fingernägel machen diese Halbfaust zu einer idealen Waffe!

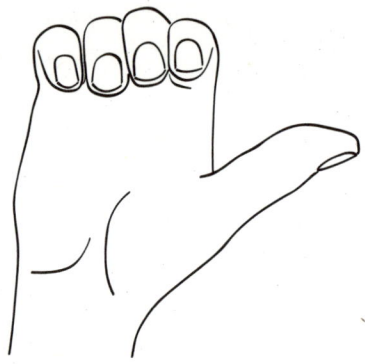

Die offene Hand

In dieser Haltung sind Ihre Finger leicht gebeugt und stark angespannt. Sie setzen diese Handhaltung ein, wenn Sie sich festkrallen, z. B. im Arm Ihres Angreifers, wenn Sie zupacken oder wenn Sie ihm ins Gesicht greifen.

Die Anhalterhand (der abgespreizte Daumen)

Wie bei der halben Faust sind auch hier die Finger gebeugt – nur der Daumen steht ab. Diese Hand befreit Sie aus einer sehr ungünstigen Lage – wenn Ihr Gegner Ihnen gegenübersteht und Sie an beiden Handgelenken festhält – vielleicht, um Sie wegzuziehen. Ihre Reaktion: Sie machen an beiden Händen die Anhalterhand und ziehen blitzschnell mit beiden Daumen nach außen. D. h. der linke Daumen zeigt nach links außen, der rechte nach rechts außen und beide Handflächen nach oben. Ihr Gegner kann so seinen Griff nicht halten und muss loslassen, weil Sie ihm die Arme verdreht haben!

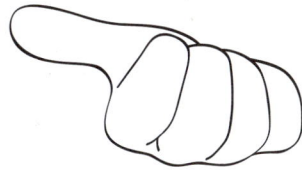

Die Füße

Sie haben verschiedene Möglichkeiten, mit den Füßen zu treten. Mit der Außenkante seitlich und mit der Ferse nach hinten und unten.

Mit der Ferse nach unten treten Sie z. B. auf den Fußrücken des Angreifers. Besonders schmerzhaft ist dies für ihn, wenn Sie High Heels tragen. Mit der Außenkante treten Sie zum Beispiel gegen sein Schienbein. Hier haben Sie eine hohe Trefferquote, und der Tritt wird schmerzhaft sein, wenn Sie nicht gerade Flip-Flops tragen. Auch

gegen sein Knie können Sie so vorgehen, nur ist hier die Chance, es auch wirklich zu treffen, viel geringer.
Mit der Ferse nach hinten treten Sie z. B., wenn Ihr Angreifer Ihnen in den Rücken fällt und Sie von hinten angreift.

Ihr Bein: ein Tritt oder Kick

Für einen gezielten Kick brauchen Sie einen guten Stand und eine sehr gute Beweglichkeit sowie Schnelligkeit.
D. h. Sie sollten geübt sein und die Technik beherrschen, denn Sie stehen auf einem Bein, während Ihr Angreifer sicher auf zwei Beinen steht.

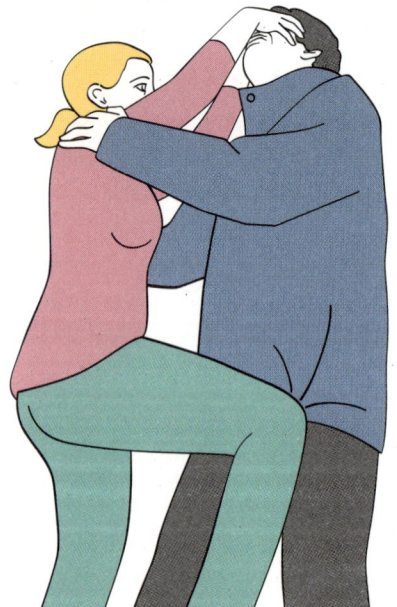

Ein effektiver Kniestoß ist nicht nur ein Knieanheben. Sie brauchen die Kraft Ihres Körpers und stoßen von unten nach oben. Das bedeutet, Sie brauchen Mut und Sicherheit, denn Sie können diesen Kick nur setzen, wenn Sie sehr nahe an Ihrem Angreifer stehen. Ein Kniestoß eignet sich für einen Stoß in den Genitalbereich.
Von einem Kick mit gestrecktem Bein rate

ich ab, es sei denn, die Technik wurde präzise und lange geübt. Sie können zwar mal kurz treten, z. B. in Richtung Schienbein, auf kurze Distanz, aber nicht auf die Entfernung Ihres gestreckten Beines. Das würde Sie zu instabil machen und dem Gegner die Chance geben, Sie am Bein zu halten und so zu Fall zu bringen.

INFO

TRAINING MUSS SEIN!

Alle folgenden beschriebenen Techniken müssen erlernt und geübt werden. Dies geschieht am besten mit dem Trainer Ihres Vertrauens! Wenn Sie privat üben möchten, dann beachten Sie, dass immer eine große Verletzungsgefahr besteht. Die Technik muss exakt und gewissenhaft ausgeführt werden. Auf keinen Fall darf es beim Üben zu Aktionen in den Bereichen Gesicht, Hals, Gelenke und Genitalien kommen! Viele Schulen haben entsprechende Schutzkleidung, die Sie sicher nicht zu Hause haben!

Bei jedem aggressiven Angriff wird der Täter versuchen, sein »erwähltes Opfer« in die Enge zu treiben, also in die schlechtere Position zu bringen. Ziel ist, die Frau auf den Boden zu werfen oder an eine Wand zu drängen. Beides macht Angst, erschreckt und führt zu verschiedenen körperlichen Reaktionen wie Herzrasen, Panikgefühlen, Atemnot etc. Mit dem Rücken an der Wand zu stehen, festgehalten zu werden und keinen Ausweg zu sehen, ist schlimm. Schlimmer noch ist die Furcht, zu Boden gedrückt oder geworfen zu werden. Da kommt noch die Angst vor dem Fallen hinzu. Schon die Vorstellung, sich beim Fallen zu verletzen, ist bei vielen Menschen tief verwurzelt. Dabei ist es beruhigend zu wissen, dass unser Körper, wenn er nicht vor Angst verkrampft ist, durchaus über Reaktionen verfügt, die das »Fallen« nicht zum Fiasko machen und die Landung glimpflich verlaufen lassen. Kleine Kinder machen uns das vor. Sie fallen.locker und stehen wieder auf – erst dann kommt der Schreck und die Erkenntnis: »Ich bin gefallen«. Und die Reaktion (Anspannung) ist: Sie weinen. Bei uns Erwachsenen ist der Verlauf anders. Wir haben schon verschiedene schlechte Erfahrungen in Sachen Fallen gemacht, deshalb kommt bei uns zuerst die Reaktion. Wir erschrecken (Anspannung), und in dieser Anspannung fallen wir »verkrampft«, somit steigt das Verletzungsrisiko bei der Landung.

Wichtig ist zu wissen, dass die Lage am Boden absolut nicht aussichtslos ist. Auch in dieser vermeintlich schlechteren Position haben Sie noch viele Möglichkeiten, sich zu wehren (siehe Abwehr am Boden, Seite 72 f.).

TIPP

Sehen Sie sich Clips auf YouTube oder dergleichen an. Hier lernen Sie, zu fallen. Natürlich auch in den bereits beschriebenen Kursen für Selbstverteidigung.

Der Wechsel vom Stand zum Boden

Dieser Moment muss nicht immer schmerzhaft sein!
Wir legen uns im Sommer doch gerne mal ins Gras oder
im Winter auf ein warmes Schaffell auf den Boden, um
unserem Rücken etwas Gutes zu tun! In diesem Fall entscheiden wir natürlich selbst, ob wir liegen oder stehen
möchten, und unser Körper folgt den Impulsen unseres
Gehirns, wie wir sanft und ohne Schwierigkeiten auf den
Boden kommen. Dieses Wissen machen wir uns zunut-
ze. Als präventive Übung eignet sich folgende: Lassen
Sie sich einfach aus verschiedenen Stellungen auf ein
gut gepolstertes Bett, aufs Sofa oder auf eine Matratze
fallen! Sie werden schnell merken, wie Sie weich aufkommen! So nehmen Sie dem Fallen den Schrecken. Im
Ernstfall versuchen Sie erst einmal, mit Ihrem Gleichgewicht und Ihrer Beweglichkeit zu punkten. So schnell
fallen Sie dann nicht!
Für das Üben nehmen Sie am besten den sicheren Stand
von Seite 23 ein. Nehmen Sie sich Zeit zum Üben, und
wiederholen Sie mehrmals.
Versuchen Sie den Fall seit- und rückwärts, und achten
Sie darauf, dass möglichst der Po oder die Außenseiten
der Beine als Erstes den Boden berühren. Üben Sie das
Hinsetzen und das Hinlegen auf den Boden – und das
Aufstehen. Sie werden bald merken, welche Art und Wei-
se für Sie am besten ist. Bleiben Sie weich und elastisch!
Verkrampfen Sie nicht!
Ganz wichtig: Atmen Sie dabei aus!

Wenn Sie nach vorn fallen, dann versuchen Sie, sich
im Fallen zur Seite zu drehen. Direkt auf den Knien zu
landen, kann sehr schmerzhaft werden. Eine andere
Möglichkeit ist, sich abzurollen. Hier ist die Fallschule im
Judo eine gute Grundlage.
Versuchen Sie sich, so wenig wie möglich mit den Hän-
den abzustützen. Damit vermeiden Sie schmerzhafte
Verstauchungen.

Abwehr am Boden

Sie sind gefallen und liegen auf dem Rücken.
Wenn Sie die Möglichkeit haben, richten
Sie sich wie folgt zum Täter aus: Ihre
Beine bzw. Füße zeigen in seine
Richtung, und Sie strampeln
mit Händen und Füßen, um
ihn abzuwehren. Kommt Ihr
Angreifer Ihnen trotzdem
nahe, dann versuchen
Sie, mit den Fersen
gegen seine Beine

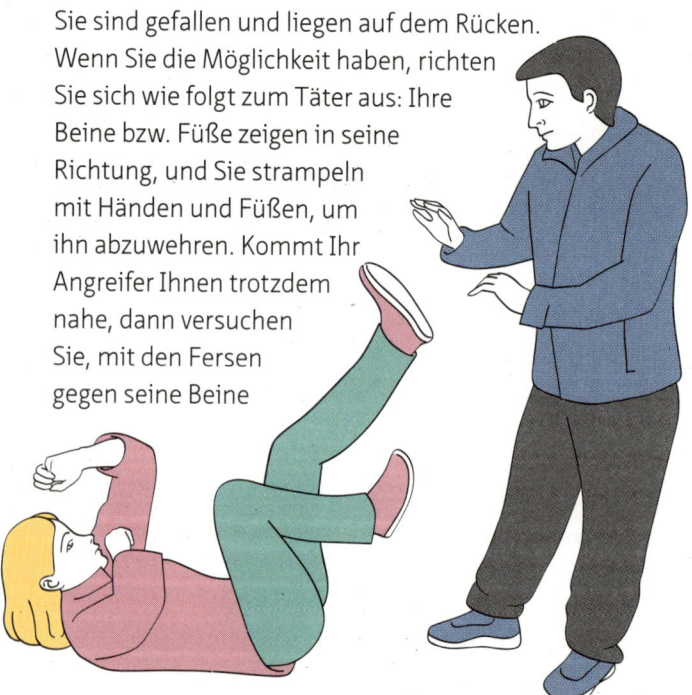

zu treten. Achten Sie auf Ihre Zehenspitzen. Ein Tritt mit den Zehen würde sehr schmerzhaft für Sie selbst sein. Machen Sie es Ihrem Angreifer unmöglich, dass er in Ihre Nähe kommt. Schreien Sie und bleiben Sie beweglich und »un-fassbar«. Vielleicht haben Sie ihm dann schon den ganzen »Spaß« verdorben, und er zieht ab.

Auch wenn Ihr Angreifer es doch geschafft haben sollte, über oder auf Ihnen zu liegen – und Sie festhält –, ist nicht alles verloren. Sie brauchen nun eine freie Hand. Um diese zu bekommen, muss ein Augenblick genügen. Und zwar spätestens der, wenn Ihr Angreifer eine seiner beiden Hände braucht, um seine Hose zu öffnen. Mit der Hand, die Sie nun frei bekommen, schlagen oder greifen Sie blitz-schnell in sein Gesicht bzw. in seine Augen. Dies können Sie auch mit der offenen Hand tun und haben so die Möglichkeit, seine Nase nach oben zu drücken.

Achtung: Tun Sie alles, ohne Rücksicht auf den Gegner! Nutzen Sie dessen Schreck-sekunde, wenn er Ihre Hand abwehren oder sein Gesicht schützen möchte: Dies ist Ihre Chance! Denn nun ist der Mann um sich selbst besorgt und achtet einen Moment lang nicht mehr auf Sie. Wenn er auf Ihnen liegt: Schlingen Sie blitzschnell beide Arme um ihn, halten Sie ihn fest und rollen Sie mit ihm zur Seite. Dann lassen Sie ihn los und rennen weg. Rufen Sie nach Hilfe. Machen Sie unbedingt auf sich aufmerksam. Wenn Sie Ihr Handy erreichen, rufen Sie im Weglaufen die Notrufnummer der Polizei an. Eine andere Möglichkeit, vor allem bei einem XXL-Gegner, ist es, sich unter dem Angreifer herauszuwinden. Dabei ist es wichtig, dass es Ihnen gelingt, Ihre Knie anzuziehen und die Schienbeine unter den Oberkörper des Angreifers zu bringen! Üben Sie dies zu Hause mit einer vertrauten Person, die auf Ihnen liegt. Dabei bringen Sie die Hüfte etwas zu einer Seite, beugen beide Knie zusammen und machen eine Bewegung zur Seite. Ihr Gegner wird dabei von Ihnen herunterfallen.

TIPP

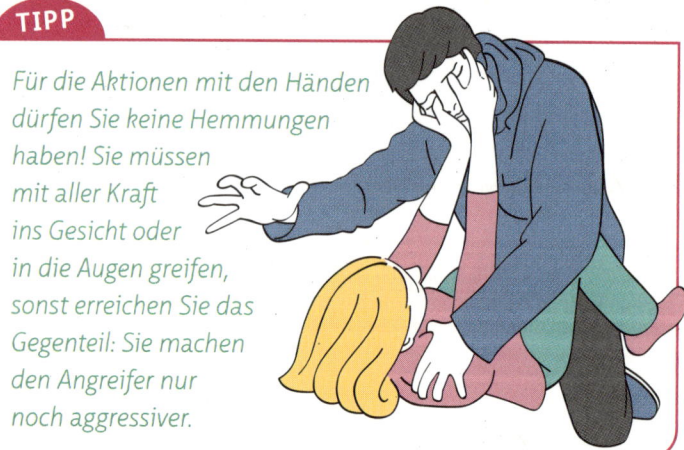

Für die Aktionen mit den Händen dürfen Sie keine Hemmungen haben! Sie müssen mit aller Kraft ins Gesicht oder in die Augen greifen, sonst erreichen Sie das Gegenteil: Sie machen den Angreifer nur noch aggressiver.

Mit dem Rücken an der Wand

Es ist schon sehr bedrohlich, mit dem Rücken an die Wand gedrängt zu werden, den Angreifer vor Augen und womöglich seine Hände, die wie eiserne Klammern keinen Millimeter Bewegungsfreiheit lassen. Da kann einem schon die Luft wegbleiben!

Die gute Nachricht: In dieser Lage können Sie kaum fallen!

Auch hier gilt, wenn der Angreifer eine Aktion gegen Sie starten möchte, braucht er eine Hand und kann Sie nur noch mit der anderen festhalten. Es ist zwar schwierig, in einer solchen Lage Ruhe zu bewahren, aber Sie kennen Ihr Ziel: Sie brauchen eine Hand, um ins Gesicht des Angreifers fassen zu können.

Der Vorteil der Wand ist auch, dass Sie aus sicherem Stand dem Angreifer mit einem Tritt oder Stoß ins Schienbein, in den Schenkel oder in die Genitalien Schmerzen zufügen könnten – oder mit Ihren Absätzen auf seinen Fuß!

Eine weitere Möglichkeit ist es, dem Mann ins Gesicht zu spucken oder zu schlagen.

Dann läuft alles, wie vorher beschrieben ab.

Lässt der Mann Sie nicht los und setzt seinen Körper gegen Sie ein, dann müssen Sie mit einem Trick arbeiten: Geben Sie kurz Ihre Gegenwehr und Ihre Anspannung auf. Werden Sie einen Augenblick lang weich. Und atmen Sie aus. Wenn Ihr Angreifer plötzlich keinen Widerstand mehr spürt, wird er einen kurzen Moment auch los-

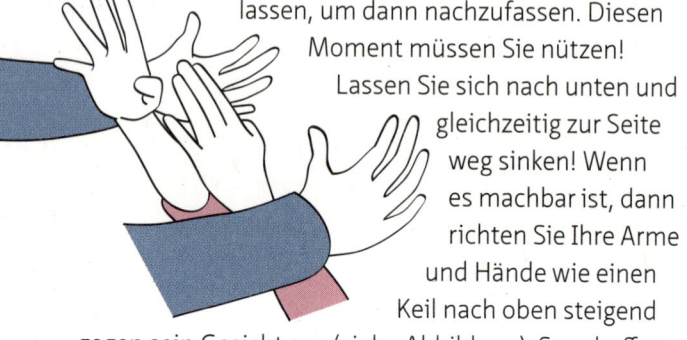

lassen, um dann nachzufassen. Diesen Moment müssen Sie nützen! Lassen Sie sich nach unten und gleichzeitig zur Seite weg sinken! Wenn es machbar ist, dann richten Sie Ihre Arme und Hände wie einen Keil nach oben steigend gegen sein Gesicht aus (siehe Abbildung). So schaffen Sie sich Freiraum und schützen gleichzeitig Ihr Gesicht. Und wieder dasselbe: davonlaufen und Hilfe anfordern!

Ein Angriff von hinten

Bei einem Angriff von hinten reagieren Sie wie mit dem Rücken zur Wand. Wenn Ihr Angreifer hinter Ihnen steht und Sie umklammert, sodass Sie Ihre Arme nicht frei-bekommen, dann lassen Sie sich leicht sinken, machen einen Schritt zur Seite und bringen die Arme und Hände keilförmig nach oben. Verhalten Sie sich anschließend wie oben beschrieben.

Eine weitere Möglichkeit ist: Sie treten mit Ihrem Fuß auf die Zehen, den Rist oder das Schienbein des Angreifers. Aber auch hier gilt: kraftvoll im Ausatmen und mit der Fußkante (oder den Absätzen)! Oder Sie machen einen Stoß mit dem Hinterkopf in Richtung Gegner (das klappt aber nur, wenn Sie annähernd gleich groß sind und er Sie in der entsprechenden Distanz festhält).

Das wird dazu führen, dass Ihr Angreifer vor Schmerz kurz die Kontrolle über Sie aufgeben muss und Sie vielleicht fliehen können.

Wenn Sie mit der Örtlichkeit vertraut sind und Sie wissen, dass nur wenige Zentimeter hinter dem Angreifer eine Türklinke, Armaturen oder Ähnliches sind, dann können Sie sich auch ganz beherzt gegen Ihren Angreifer fallen lassen, sodass dieser im Überraschungsmoment rückwärts ausweicht und sich stößt. Für diese Aktion sollten Sie aber bedenken, dass sie für zarte Frauen wenig Sinn macht, vor allem, wenn es sich um einen kräftigen Mann handelt. Dieser wird sich womöglich kaum bewegen.

Eine weitere Möglichkeit ist der Einsatz von »Alltagswaffen« wie Kulis, Stricknadeln oder Ähnlichem, die Sie erwischen können – so Sie eine Hand freibekommen. Sie stoßen diese »Waffe« in Arm oder Bein des Angreifers – wiederum beherzt und tief! Nur so können Sie den Schmerz erzeugen, der Ihnen den Freiraum verschafft, um zu fliehen.

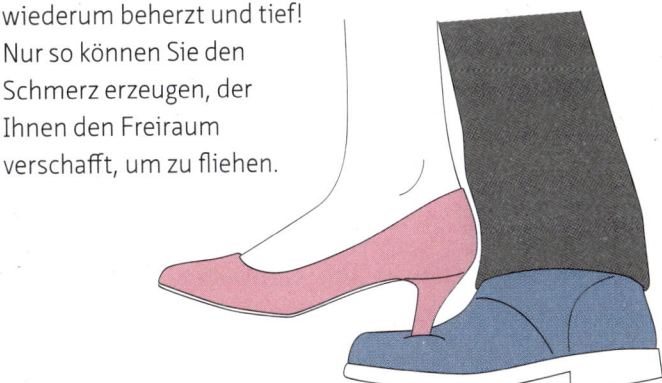

Angriff durch mehrere Personen

Neu ist leider, dass wir es häufig nicht mehr mit einer Gruppe oder Gang zu tun haben, sondern mit einer Masse an Einzeltätern. Deshalb: Notrufnummer unbedingt schnell aktivieren! Senden Sie das Signal an die Angreifenden aus, dass auch Sie nicht allein sind! Rufen Sie, wenn möglich, bei Bekannten an, sagen Sie, wo Sie sind und was im Moment passiert! Vielleicht wohnt jemand in der Nähe, oder jemand kann Hilfe organisieren. Für diesen Fall haben Sie Ihr kleines Netzwerk (siehe Seite 56). Oder Sie tun so als ob! Damit verunsichern Sie Ihren Angreifer.

Rufen Sie ein Taxi! Rufen Sie Passanten zu Hilfe. Machen Sie durch Schreien, mit der Trillerpfeife oder dem Schrillalarm auf sich aufmerksam.

Wenn Sie eine Getränkedose dabei haben, schleudern Sie diese auf das nächste Schaufenster. Das kann einen Sicherheitsalarm auslösen oder das Personal auf Sie aufmerksam machen. Vielleicht entdecken Sie eine

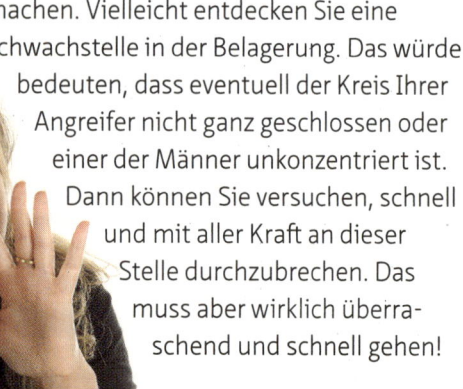

Schwachstelle in der Belagerung. Das würde bedeuten, dass eventuell der Kreis Ihrer Angreifer nicht ganz geschlossen oder einer der Männer unkonzentriert ist. Dann können Sie versuchen, schnell und mit aller Kraft an dieser Stelle durchzubrechen. Das muss aber wirklich überraschend und schnell gehen!

Angriff auf Wertsachen

Wer trennt sich gerne von seinem Geldbeutel, dem neuen Smartphone oder der eben gekauften teuren Jacke in der Einkaufstüte? Sie nicht? Ich auch nicht.

Aber: Ein Smartphone ist leichter zu ersetzen, als eine zerschmetterte Hand oder ein zerschlagenes Gesicht zu reparieren. Sie wissen, wie Sie sich wehren können, aber vermeiden Sie eine heftige Konfrontation mit dem Dieb! Melden Sie den Überfall bei der Polizei. Vielleicht bekommen Sie das Diebesgut wieder! Ihre unversehrte Zukunft haben Sie bereits gerettet!

Wichtig: Tragen Sie Ihre Tasche immer mit dem Verschluss zum Körper hin und achten Sie darauf, dass alle Verschlüsse auch zu sind. Vermeiden Sie es, den Eindruck zu erwecken, dass Sie unkonzentriert oder abgelenkt sind!

Oft stellt man einen Diebstahl erst später fest – weil man einen Moment lang nicht bei der Sache war.

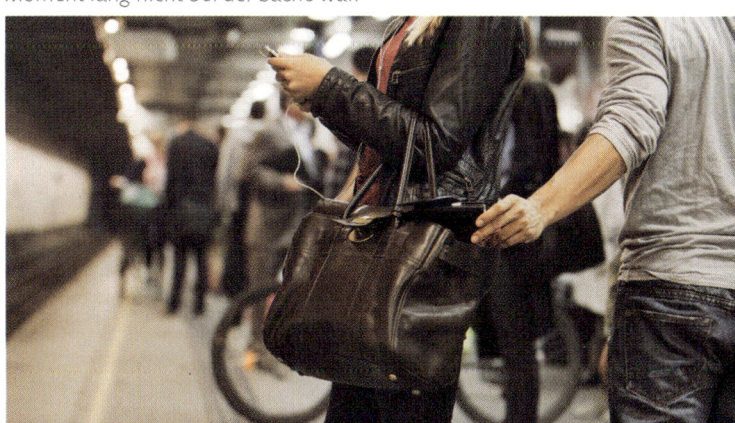

Gewalttätiger Angriff mit Waffen

Wenn Sie mit einer Waffe bedroht werden, dann stehen
Sie unter extremer Belastung! Versuchen Sie, Ihren Atem
zu beruhigen, damit Sie sich nicht durch verzweifelte
Aktionen selbst ums Leben bringen. Verhalten Sie sich
ruhig! Egal, was passiert, das hat nichts mit Ihnen zu tun!
Ihr Leben ist bedroht! Retten Sie sich durch »Nichtstun«!
Erst wenn Ihr Angreifer einen Fehler machen sollte und
die Waffe nicht mehr gegen Sie gewendet ist, können Sie
handeln, wie vorher beschrieben wurde. Aber auch jetzt
ist noch größte Vorsicht geboten, wenn der Angreifer seine Waffe noch erreicht, denn bei Ihrer Flucht kann Ihnen
in den Rücken geschossen oder gestochen werden.
Wählen Sie das Leben! Riskieren Sie nichts, und lassen
Sie sich nachher bei der Aufarbeitung des Geschehenen
professionell helfen.

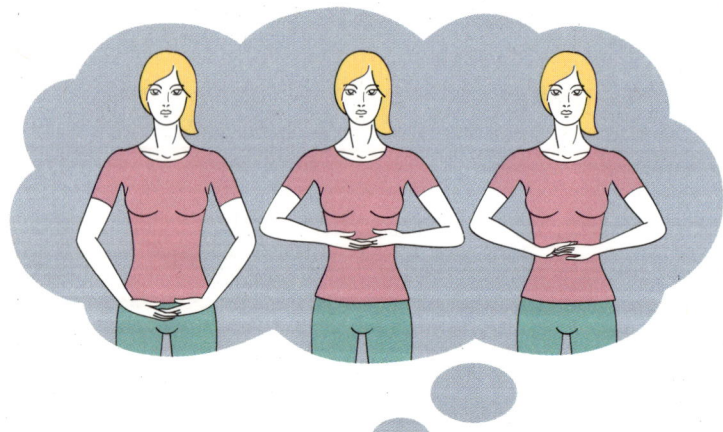

Übergriffe im häuslichen Umfeld

Hier passieren die meisten Übergriffe. Dieses Thema ist höchst sensibel, denn bei den Angreifern handelt es sich in der Regel um Bekannte, Freunde oder sogar um nahe Verwandte.

Erschwerend kommt hinzu, dass sich neben der Schrecksekunde die Fassungslosigkeit einstellt. Schon meldet sich Ihr nächstes Problem: die Rücksicht. Sie können doch nicht das Fest stören. Oder Anzeige erstatten?

Doch, Sie können und Sie müssen sogar! Es geht um Ihre eigene Unversehrtheit, und die ist es wert, entsprechend zu reagieren.

Passiert ein Übergriff auf einem Fest, versuchen Sie zuerst, locker und mit einer wohldurchdachten Prise Humor aus der Geschichte rauszukommen. Den verbalen Weg kennen Sie bereits (siehe Seite 60 ff.) und haben Sie im Bestfall geübt. Wenn dieser nichts bringt, dann entscheiden Sie zwischen den Varianten: gehen oder Hilfe rufen? Wenn Sie sich fürs Gehen entscheiden und dieser Weg Ihnen noch offensteht, dann nur mit der Absicherung, dass Sie auch wohlbehalten und sicher heimkommen. Informieren Sie eine Freundin, rufen Sie ein Taxi. Sprechen Sie das Geschehen am nächsten Tag bei Ihrem Gastgeber an.

Zu Übergriffen kann es auch kommen, wenn Sie mit Ihrem Angreifer allein in Ihrer Wohnung sind. Nun gilt alles, was Sie bisher gelesen haben. Nur wird Ihre Hemmschwelle noch etwas höher sein, und Sie brauchen danach unbedingt professionelle Hilfe. Informieren Sie sich auf Ihrem Landratsamt oder bei Ihrer Krankenkasse, wo Sie die nächste Institution finden (siehe Seite 110 ff.). Der Gang zur Polizei wird Ihnen schwerer fallen, als wenn Sie von einem Fremden angegriffen worden wären. Deshalb brauchen Sie jetzt Freunde und professionelle Hilfe von außen! Ich wünsche Ihnen viel Kraft und Selbstvertrauen!

Ausweichen oder aus dem Weg gehen

Ausweichen bedeutet: Sie drehen sich mit der Schlagrichtung von Ihrem Angreifer weg. Sie nehmen Ihrem Gegner das Ziel, und er braucht Zeit, um sich neu zu orientieren.

Dabei achten Sie unbedingt darauf, dass Sie ihm in dieser Aktion nicht den Rücken hinstrecken. Sie sehen in diesem Fall nicht, was er als Nächstes plant und tun wird. Sie bleiben locker und bewegen sich weich und vom Angreifer weg, denn für eine Frau macht es wenig Sinn,

TIPP

Die beste Methode: Ich bin dann mal weg!
Bei einem Faustschlag: Weichen Sie aus!
Bei einem Ellbogenstoß: Weichen Sie aus!
Bei einem Schlag mit der Hand oder einem Stock: Weichen Sie aus!
Bei einem Fußtritt: Weichen Sie aus!

einen kraftvollen männlichen Angriff zu kontern. Sie würden quasi »ins Messer laufen«. Atmen Sie ruhig aus! Sollten Sie beim Ausweichen zu Boden gehen, dann verhalten Sie sich entsprechend (siehe Seite 72 ff.)! Vom Boden aus können Sie noch nachtreten, wenn Ihr Angreifer nicht von Ihnen ablässt.

Einer Attacke ausweichen zu können, ist schon der halbe Erfolg, denn Sie können dann Ihre Flucht im Vollbesitz Ihrer Kräfte antreten! Ausweichen ist nicht feige, sondern klug! Wie man richtig ausweicht, vermitteln Kurse. Am besten ist die Kombination mit einer Fallschule.

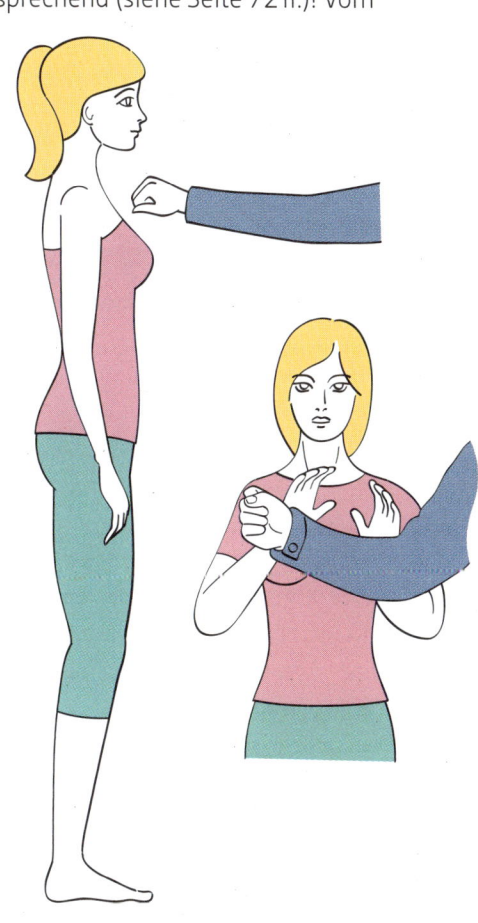

Ausnahme: im Auto

Eigentlich sind Sie hier an einem sicheren Ort. Ihnen steht jede Technik zur Verfügung, mit der das Auto ausgestattet ist. Schauen Sie sich gleich nach dem Einsteigen um. Wo ist die Warnblinkanlage, wo die Hupe, gibt es einen Serviceassistenten (z. B. OpelOnStar)?

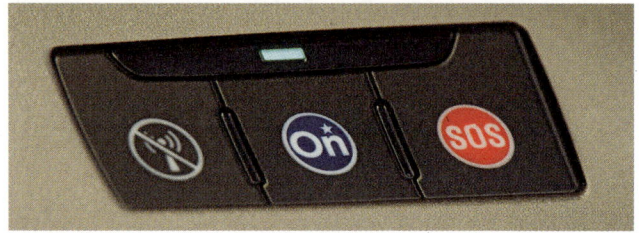

Es berührt Sie schon unangenehm, wenn die Zentralverriegelung klackt, weil Sie bereits einmal erfolglos versucht haben, in einer prekären Situation die Türe zu öffnen? Dann können Sie ab jetzt beruhigt sein. Vertrauen Sie den Konstrukteuren und Ingenieuren! Diese Verriegelung wurde entwickelt, um Sie vor Übergriffen von außen zu schützen! Um es einem Menschen unmöglich zu machen, Ihre Autotüre zu öffnen, während Sie an einer Ampel stehen – und nicht, um Sie auf dem Beifahrersitz gefangen zu halten! Wenn Sie also aus dem Auto rauswollen, und die Tür geht aufgrund dieser Verriegelung nicht auf – keine Panik! Sie versuchen es noch einmal, wenn sie sich immer noch nicht öffnen lässt, dann sofort ein zweites Mal, und spätestens jetzt ist die Tür offen, und Sie können raus.

Das heißt: Nehmen Sie sich etwas Zeit für die Technik, und lernen Sie die Möglichkeiten verstehen! Das gibt Sicherheit!

Wie immer ist es wichtig, Ruhe zu bewahren. Bevor das Auto nicht steht, sollten Sie keine Aktionen starten, denn Sie würden sich unnötig in Gefahr bringen.

Die Flucht nach draußen

Wenn Sie die Technik geortet haben, dann schauen Sie nach, wo Sie rauskommen, also zu welcher Tür. Bitte gehen Sie kein Risiko ein. Nehmen Sie, wenn irgend möglich, die Tür auf Ihrer Seite.

Achten Sie darauf, dass die Tür auch aufgehen kann und sich keine Mauer, kein Baum etc. vor der Tür befindet. Versuchen Sie mit verbalen Tricks (siehe Trickkiste, Seite 40 f.), den Fahrer zum Anhalten zu bringen. Nun bereiten Sie Ihre Flucht vor:

Nehmen Sie beispielsweise in die Hand, was Sie bekommen können, und drücken Sie dem Mann diesen Gegenstand (Zeitung, Schirm, Navi) mit dem lauten Befehl: »Da nimm!« oder: »Nehmen Sie!« in die Hände. Ihr Angreifer wird zugreifen, und das ist der Augenblick, in dem Sie schnell das Auto verlassen können, da der Mann abgelenkt ist und die Hände voll hat. Eine andere Möglichkeit, wenn das Auto steht: Sie benehmen sich erst freundlich, boxen dann dem Mann entsprechend der Distanz entweder mit der Faust ins Gesicht oder mit Ihrem Ellbogen heftig in die Rippen. Sie können auch

Knirps oder Kabel dazu verwenden! Verlassen Sie gleich im Anschluss so schnell wie möglich das Auto. Rufen Sie laut um Hilfe und nach der Polizei! Oder Sie nutzen die Technik: Warnblinkanlage und Hupe gehen bei den meisten Fahrzeugen auch, wenn der Motor nicht an ist. Bedienen Sie sich! Sie machen nicht nur auf das Auto aufmerksam, Sie sorgen auch dafür, dass Ihr Gegner etwas zu tun hat, während Sie schnell aussteigen und davonrennen!

Für den Fall eines Autounfalles wurde die SOS-Taste im Online- und Service-Assistenten (z. B. Opel OnStar) entwickelt. Sie funktioniert bei laufendem Motor.

Ein Übergriff auf Ihre Unversehrtheit kann durchaus als Unfall gelten. Schön, dass es diese Taste gibt und dass ein Berater unmittelbar nach dem Drücken eine Sprechverbindung aufbaut. Machen Sie sofort Angaben über das Geschehen im Auto! Wo Sie sich befinden, sagt das GPS! Ihr Angreifer kann zwar ausschalten, aber Ihr Anruf ist erkannt worden, und Sie gewinnen wieder die Zeit, die Sie dringend zum Aussteigen brauchen.

Sie können Ihr Auto »sicher machen«, sicher im Falle eines Angriffs durch einen Bekannten im eigenen Auto oder – per Fernbedienung, wenn sich ein Fremder an Ihrem Auto zu schaffen macht. Und natürlich auch, über die Entfernung zu Ihrem Wagen, in Reichweite der Fernbedienung. Sollte Ihnen auf dieser Strecke jemand zu nahe kommen, dann wird Ihr eigenes Auto durch Hupen und Blinken den Täter vertreiben!

Checklisten im Akutfall

❗ Checkliste – Den Anfängen wehren

- ❏ Mit einem sicheren Stand, der Ihnen Selbstvertrauen gibt
- ❏ Sie lassen sich nicht provozieren.
- ❏ Indem Sie Passanten ansprechen
- ❏ Nutzen Sie die Gegebenheiten vor Ort: Warnblinkanlage, Hupe, Möbel
- ❏ Mit dem Wohlfühl-Abstand
- ❏ Mit verbaler Abwehr
- ❏ Mit femininen Tricks
- ❏ Indem Sie ausweichen

❗ Checkliste – Abwehr

- ❏ Stehen Sie fest und sicher!
- ❏ Nutzen Sie jede Chance zur Flucht!
- ❏ Agieren Sie überraschend!
- ❏ Bewegen Sie sich! Werden Sie un-fassbar!
- ❏ Denken Sie an den Keil, der Sie schützt und Ihnen Freiraum verschaffen kann.
- ❏ Tun Sie alles mit ganzer Kraft!
- ❏ Setzen Sie Ihr Ziel bewusst: Gesicht, Augen, Genitalien …
- ❏ Nutzen Sie Gegenstände zum Zustoßen!
- ❏ Atmen Sie bei Ihrer Aktion aus! Das verstärkt Ihre Kraft. Kommen Sie so schnell wie möglich wieder zurück in eine normale Atmung!

Der sichere Weg

Wenn Sie sich auf Ihrem Weg zur Arbeit, nach Hause oder zu Freizeitaktivitäten nicht mehr wohlfühlen, dann überlegen Sie doch mal, ob es nicht einen anderen gibt, auf dem Sie sich sicher(er) bewegen können. Das wäre die einfachste Möglichkeit, um sich wieder besser zu fühlen und sicher an Ihr Wunschziel zu kommen.

Bei Nacht

Wenn Sie z. B. in einer Klinik Spätdienst haben, dann wird sich daran nicht viel ändern lassen: Der Parkplatz ist, wo er ist, und der Ausgang der Klinik lässt sich auch nicht verlegen. Diese Fakten können Sie gelassen annehmen, indem Sie sich auf Ihren Weg vorbereiten und nicht angstvoll oder hektisch in die Nacht hineinlaufen. Ihre Möglichkeiten:

- Sie parken an einem möglichst gut sichtbaren, hellen Ort.
- Sie gehen mit Kolleginnen oder Kollegen gemeinsam zum Parkplatz.
- Sie halten einen Schrillalarm in der Hand oder ein Pfefferspray, und da haben Sie bereits einen Finger »am Drücker«. Die Windrichtung haben Sie schon geprüft.
- Sie achten auch bei Nacht auf Auffälligkeiten. Ist etwas nicht so wie immer?
- Sie haben Ihr Handy griffbereit, vielleicht sogar in der Hand, und die Notfallnummern sind hinterlegt.

Unterwegs zu Fuß

Egal ob bei Tag oder bei Nacht: In Ihrer Stadt können Sie am besten vorbereitet sein. Aus Presseberichten oder von Gesprächen wissen Sie, ob es in Ihrer Stadt gefährliche Plätze gibt. Diese sollten Sie meiden oder nur mit besten Vorkehrungen aufsuchen.

Für fremde Städte gilt: Informieren Sie sich. Am besten bei den Bewohnern – und wenn Ihnen in Ihrer Stadt eine Frau oder ein Mädchen über den Weg läuft, das im Begriff ist, irgendwo hinzugehen, wo es bekanntermaßen gefährlich ist, dann warnen Sie die andere bitte. Ich wurde schon mehrfach in fremden Städten vor gefährlichen Parks gewarnt, in denen ich ahnungslos beschlossen hatte, auf meinen nächsten Zug zu warten.

Dasselbe gilt auch für einsame und unübersichtliche Stellen.

- Gehen Sie möglichst nicht allein, oder bleiben Sie in der Nähe von anderen Passanten.
- Achten Sie auf auffällige Personen.
- Wenn Sie sich unsicher fühlen, dann wechseln Sie die Straßenseite, oder gehen Sie in ein Geschäft oder in eine Gaststätte hinein.
- Werden Sie bedrängt oder angegriffen, dann machen Sie laut auf Ihre Situation aufmerksam. Sprechen Sie andere Passanten direkt an.
- Sollte dies nicht möglich sein, dann nehmen Sie Ihr Handy und tun so, als ob Sie telefonieren würden. Ihr Angreifer wird sich überlegen, ob er einen Zeugen

dabeihaben möchte! Aber bleiben Sie mit Ihrer Aufmerksamkeit bei der bedrohlichen Situation!

- Halten Sie Ihr Handy mit den Notrufnummern 110 und 112 bereit. Die Nummern haben Sie am Display ja bereits hinterlegt. Sie sollten auch im Ausland entsprechend vorbereitet sein.

INFO

KEINE SORGE!

Notfallnummern funktionieren auch ohne Guthaben!

- Verwenden Sie Ihren Schrillalarm. Damit erschrecken Sie den Angreifer und verschaffen sich Zeit für die Flucht.
- Wenn Sie kräftig genug sind, können Sie sich auch mit beherzten Fußtritten gegen den Angreifer wehren (Kein hoher Tritt! Das kann Ihren Stand gefährden, und das Schienbein ist in der Regel sehr schmerzempfindlich). Aber dann auf keinen Fall stehen bleiben. Rennen Sie so schnell wie möglich weg.

Unterwegs mit öffentlichen Verkehrsmitteln

Besonders nachts sind auch öffentliche Verkehrsmittel wenig besucht und sehr einsam. Deshalb ist es wichtig, auf einige Dinge zu achten:

- Wählen Sie in Bahn, Straßenbahn oder Zug immer einen Platz am Gang, auch wenn draußen die schönste

Landschaft an Ihnen vorbeifährt. Sollte sich ein potenzieller Angreifer neben Sie setzen, dann würde er Ihnen den Fluchtweg zum Gang versperren. Der Platz am Gang ermöglicht Ihnen die Flucht und im Ernstfall den Helfern, Sie zu unterstützen.

- Im Bus setzen Sie sich möglichst nah zum Busfahrer.
- Sollte es trotz dieser Vorkehrungen zu einer Belästigung kommen, dann machen Sie laut auf die Situation aufmerksam. Sprechen Sie die Mitfahrer direkt an, oder rufen Sie um Hilfe. Und drücken Sie, wenn möglich, die »Haltetaste«, damit der Fahrer reagieren kann.
- Wenn Sie Zug oder S-Bahn verlassen, gehen Sie möglichst mit anderen Fahrgästen zum Ausgang, auch wenn Sie das Zeit kostet. Lassen Sie sich nicht abdrängen! Sobald Sie dennoch in diese Situation kommen: Passanten ansprechen, Handy nehmen oder schreien!

Setzen Sie sich an den Gang, so sind Sie sicher und werden gesehen.

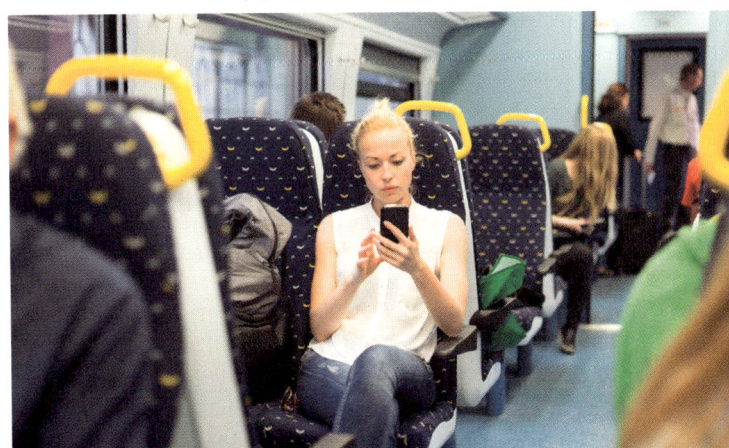

❗ Checkliste – Sicher zu Fuß
- ☐ Möglichst in Gruppen bleiben
- ☐ Gefährliche Plätze meiden
- ☐ Einsame, unübersichtliche Plätze meiden
- ☐ Umgebung bewusst wahrnehmen
- ☐ Auffällige Menschen bewusst wahrnehmen

❗ Checkliste – Wenn es ungemütlich wird
- ☐ Eventuell die Straßenseite wechseln oder ein Geschäft oder eine Gaststätte betreten
- ☐ Handy nehmen und so tun, als ob Sie telefonieren
- ☐ Auf Passanten zugehen und sie direkt ansprechen
- ☐ Weggehen, auch wenn es Zeit und Mühe kostet

❗ Checkliste – Wenn es brenzlig wird
- ☐ Notrufnummer am Display aktivieren (110 oder 112)
- ☐ Schrillalarm einsetzen
- ☐ Eventuell wehren (z. B. mit Fußtritten)
- ☐ Sofort Flucht ergreifen und andere auf die Situation aufmerksam machen
- ☐ Sobald es geht, in öffentliche Gebäude ausweichen (Gaststätte, Laden)

❗ Checkliste – Sicher im öffentlichen Verkehrsmittel
- ☐ Einen Platz am Gang wählen
- ☐ Im Bus möglichst nahe am Busfahrer sitzen
- ☐ Laut auf die Situation aufmerksam machen

Nehmen Sie sich Zeit für Ihre Angst

Nachdem Sie nun sehr gut darüber Bescheid wissen, was Sie zur Prävention tun können, welche Möglichkeiten Sie im Ernstfall haben und wie Sie mit Stress und Angst umgehen werden, möchte ich Ihnen noch eine weitere Möglichkeit zeigen, wie Sie sicherer und angstfrei werden können.

Es kann durchaus hilfreich sein, wenn Sie sich mit dem Gedanken des Angegriffen-Werdens auseinandersetzen. Das heißt, Sie nehmen sich für Ihre Angst Zeit und stellen sich vor, wie das, wovor Sie Angst haben, konkret geschehen könnte und wie Sie reagieren würden.

Am besten schreiben Sie alles auf. Sie können die Ich-Form wählen oder, wenn Ihnen das besser gefällt, auch die dritte Person.

Das könnte zum Beispiel so aussehen:

Es ist dunkel. Ich muss von meinem Arbeitsplatz einige Minuten zu meinem Auto gehen, das auf einem abgelegenen Platz steht. Ich habe ein ungutes Gefühl, Angst vor einem Überfall und vor Gewalt. Immer wieder höre ich von Kolleginnen, dass Frauen angegriffen werden. Deshalb gehe ich immer sehr schnell. Aber dann höre ich Schritte hinter mir. Ich beginne, vor Angst zu schwitzen. Und dann überholt mich ein Mann, versperrt mir den Weg, hebt

den Arm, und ich kann gerade noch dem Schlag meines Angreifers ausweichen. Mein rechter Zeigefinger drückt die Notrufnummer der Polizei. Ich renne in Richtung Auto und schreie laut um Hilfe, nenne meinen Aufenthaltsort und schreie alles über den Überfall heraus, damit die Polizei am Handy mithören kann.
Wie fühlen Sie sich, wenn Sie den Text lesen?

Wichtig: Gehen Sie so lange in diese Vorstellung Ihrer Geschichte hinein, bis diese Sie nicht mehr nervös

Dieses Foto löst Angst aus. Ersetzen Sie ängstigende Bilder, die Ihr Kopfkino bereithält.

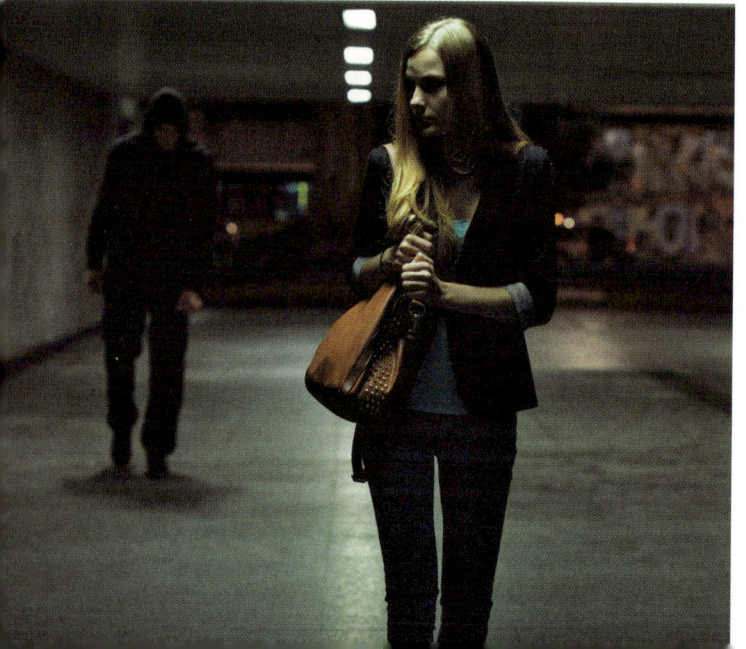

macht. Bleiben Sie bei einer genauen Planung: Wie
und von wo kommt der Angriff? Was werden Sie tun?
Tun Sie es! Nicht nur in Gedanken. Bewegen Sie sich.
Probieren Sie aus. Schauen Sie sich das Geschehen von
außen an. Sie sind die Regisseurin und Ihr Film beweist
Realitätsnähe! Welche Aktion ist realistisch und machbar?

Welche Aktion nimmt Ihnen die Angst und gibt Ihnen
Sicherheit? Fällt Ihnen noch eine weitere Taktik ein, die
Ihnen sinnvoll erscheint?

Ist es vielleicht bereits ein geschriebenes oder gedachtes
Wort, das Sie in helle Aufregung versetzt?

Dies wäre gar nicht so ungewöhnlich. Für viele Menschen
gibt es Worte, die durch ein früheres Erlebnis negativ
belegt sind. So kann zum Beispiel eine stark blutende
und sehr schmerzhafte Wunde, die Sie sich als Kleinkind
zugezogen haben, nach Jahren noch dazu führen, dass
Sie sich beim Begriff »Blut« extrem unwohl fühlen. Egal
ob es sich um eine leckere Blutorange oder ein gefährli-
ches Blutgerinnsel handelt!

Setzen Sie nun folgende Symbole in den Text und entfernen dafür das geschriebene Wort.

 Angst: Igel

Angreifer: Schlange

Überfall: Pirat

Schlag: Federballschläger

Hilfe: Erste-Hilfe-Koffer

Gewalt: Elefant

Es ist dunkel. Ich muss von meinem Arbeitsplatz noch einige Minuten zu meinem Auto gehen, das auf einem abgelegenen Platz steht. Ich habe ein ungutes Gefühl. Ich habe 🦔 vor einem 🧍 und vor 🐘. Immer wieder höre ich von Kolleginnen, dass Frauen 🐍 werden. Deshalb gehe ich immer sehr schnell. Aber dann höre ich Schritte hinter mir. Ich beginne, vor 🦔 zu schwitzen. Und dann überholt mich ein Mann, versperrt mir den Weg, hebt den Arm und ich kann gerade noch dem 🏸 meines 🐍 ausweichen. Mein rechter Zeigefinger drückt die Notrufnummer der Polizei. Ich renne in Richtung Auto und schreie laut um 🧰 und nenne meinen Aufenthaltsort und schreie alles über den 🧍 heraus, damit die Polizei am Handy mithören kann.

Was ich damit sagen möchte: So einfach kann es sein, mit bestimmten Begriffen Panik auszulösen. Nicht nur bei Ihnen. Auch die Medien bedienen sich dieser Methode. Erinnern Sie sich in Zukunft an diese Symbole, wenn Sie die Headlines der Sensationspresse lesen. Oder wenn im Freundinnenkreis mit Geschichten dieser Art gepunktet wird. Schließlich will ja jede die tollste Geschichte gehört oder erlebt haben. Steigen Sie da aus! Die beste Geschichte ist doch zwangsläufig die Schlimmste – und dies müssen Sie weder Ihren Ohren noch Ihrer Seele antun. Die Schlange oder der Elefant wird Sie zum Lächeln bringen, und Lächeln ist eine positive Energie, die Kraft schenkt! Nicht raubt!

❗ Checkliste – Vermeidung

- ❏ Meiden Sie aggressive oder bedrohliche Situationen (gehen Sie z. B. Betrunkenen oder auffälligen Gruppen aus dem Weg) – machen Sie einen Umweg!
- ❏ Vermeiden Sie Provokationen. Provozieren oder beleidigen Sie auf keinen Fall selbst, egal, was geschehen ist.
- ❏ Diskutieren Sie nicht. Gehen Sie so schnell wie möglich weg.
- ❏ Vermeiden Sie gefährliche Plätze.
- ❏ Vermeiden Sie spontane Menschenansammlungen mit Tanz, Musik usw., die Ihre Aufmerksamkeit auf sich lenken. Vor allem bei lebhaften Aktionen aus anderen Kulturkreisen besteht häufig die Gefahr, dass es zu ungewollten Annäherungen und zu Diebstählen kommt.
- ❏ Vertrauen ist gut, Vorsicht ist besser. Seien Sie nicht zu gutgläubig! Bleiben Sie kritisch.
- ❏ Der Teufel kann auch mit Rosen kommen! Lassen Sie sich nichts vormachen!
- ❏ Lassen Sie sich keine Angst einjagen, sich nicht unter Druck setzen und nicht manipulieren!
- ❏ Vertrauen Sie sich einer Freundin an, wenn Ihnen so etwas zugemutet wird. Lassen Sie sich nicht von Panik und Verunsicherung anstecken!
- ❏ Gehen Sie nicht auf Rachefeldzug, und verhindern Sie, dass für Sie einer geführt wird. Lassen Sie die Polizei ihren Job tun!

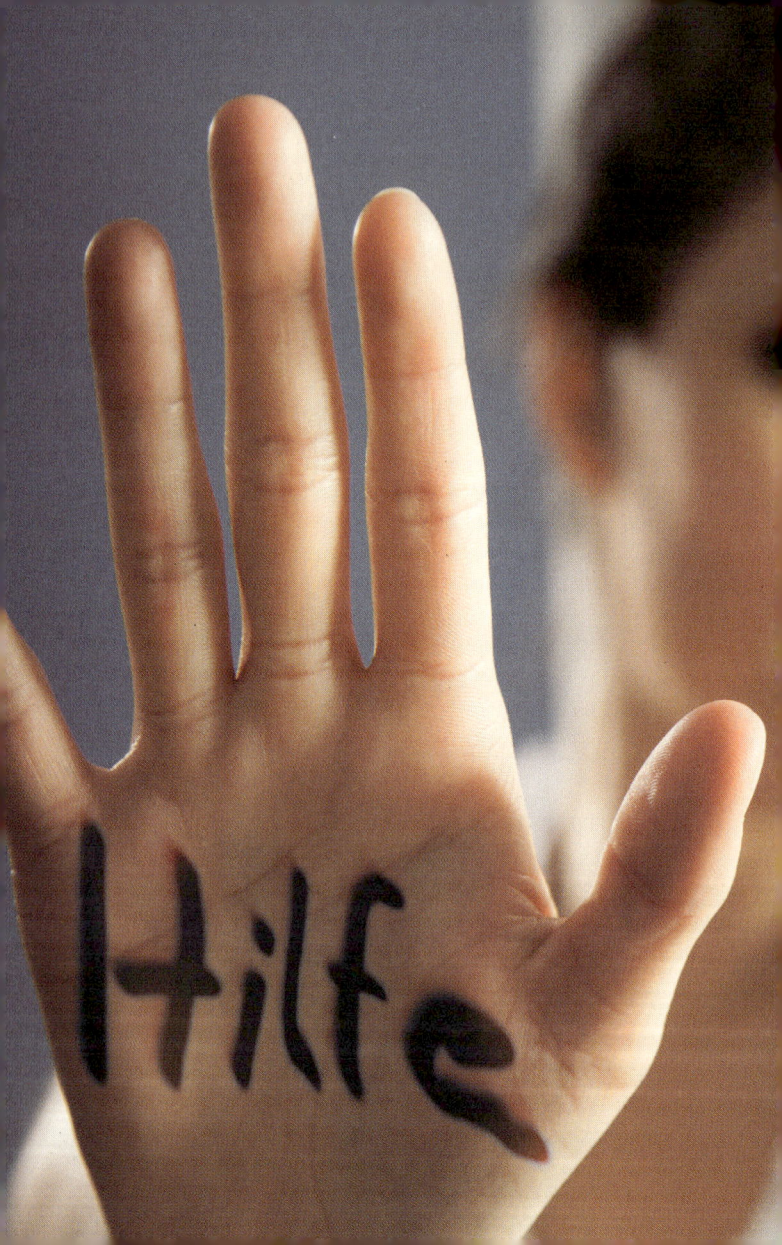

DANACH –
Wie kann ich mir
helfen lassen?

Es ist passiert

Eigentlich kann man nach so einem Geschehen gar nicht einordnen, was eigentlich geschehen ist. Als ich selbst angegriffen worden war, meldeten sich sofort die vielen Fragen:

- Warum ist mir das passiert?
- Wer bin ich, dass mir so etwas passiert ist?
- Was habe ich falsch gemacht?
- Warum komme ich mir jetzt so minderwertig vor?
- Warum habe ich so reagiert und nicht, wie ich es geübt hatte?
- Bin ich jetzt ein Opfer?
- Was muss ich tun, um mein Recht zu bekommen?
- Wer kann mir helfen?

Das alles habe ich mich gefragt. Und wenn Ihnen die-selben Fragen durch den Kopf gehen, dann lassen Sie die Gedanken wirklich sprichwörtlich durch den Kopf hindurchgehen. Hier rein und da raus. Achten Sie darauf, dass sich die Fragen nicht festsetzen!

ZITAT

*Du kannst nicht verhindern, dass die Vögel der
Schwermut und des Kummers über dem Haupte fliegen.
Aber dass sie Nester in deinem Haar bauen,
das kannst du verhindern.*
Aus China

Gedanken der Schwermut, des Kummers, werden nicht ausbleiben. Es werden sogar noch weitere Fragen dazu-kommen. Suchen Sie sich Hilfe. Am Ende des Kapitels finden Sie Kontaktadressen und Telefonnummern. Wenn Sie einen Arzt benötigen, suchen Sie einen aus, dem Sie wirklich vertrauen. Das Gleiche gilt für Freunde.

Sie sind in diesem Moment angeschlagen, sogar schwach. Und eine üble Sache genügt! Leider gibt es Menschen, die solche Situationen ausnützen! Bleiben Sie bei Ihren Vertrauten. Dort sind Sie gut aufgehoben und holen sich keine zusätzlichen Verletzungen!

Ich möchte versuchen, aus meiner Sicht einige der Fragen zu beantworten:

- **Warum ist mir das passiert?** Nur aus einem einzigen Grund: Weil Sie in diesem Augenblick an besagter Stelle waren und Ihr Angreifer auch.

- **Wer bin ich, dass mir so etwas passiert ist?** Sie sind völlig in Ordnung so, wie Sie heute sind. Und Sie waren es auch vorher.

- **Was habe ich falsch gemacht?** Sie haben gar nichts falsch gemacht. Wenn Sie es mir nicht glauben, dann suchen Sie Rat bei einem Psychologen oder einer Psychologin. Sie gehen zusammen Ihre Geschichte durch, und wenn es eine Ursache und eine Wirkung geben sollte, dann schauen Sie sich diese gemeinsam an. Sie haben keine Schuld!

- **Warum komme ich mir jetzt so minderwertig vor?** Diese Frage ist sehr komplex und geht auch sehr weit in der Geschichte von uns Frauen zurück. Seit Jahrhunderten, wenn nicht seit Jahrtausenden, wurde Frauen gesagt, dass sie schlecht – also minderwertig – sind. Denken Sie an Eva und den Sündenfall. Eva hat den Apfel gepflückt, Adam hat ihn gegessen ... und schon haben wir eine Schuldige am Leid der ganzen Menschheit: die Frau. Ohne sie wäre Adam vermutlich heute noch im Paradies.

Aber nun ist mit diesem Übergriff auf Sie etwas passiert, was sich für Sie nicht gut anfühlt. Sie waren einer männlichen Gewalt oder einem sexuellen Angriff ausgesetzt. Was sagt das Unterbewusstsein, das Bewusstsein der Zellen, die mit solchen Doktri-

Viele Fragen stürmen auf Sie ein und versetzen Sie in Unruhe.

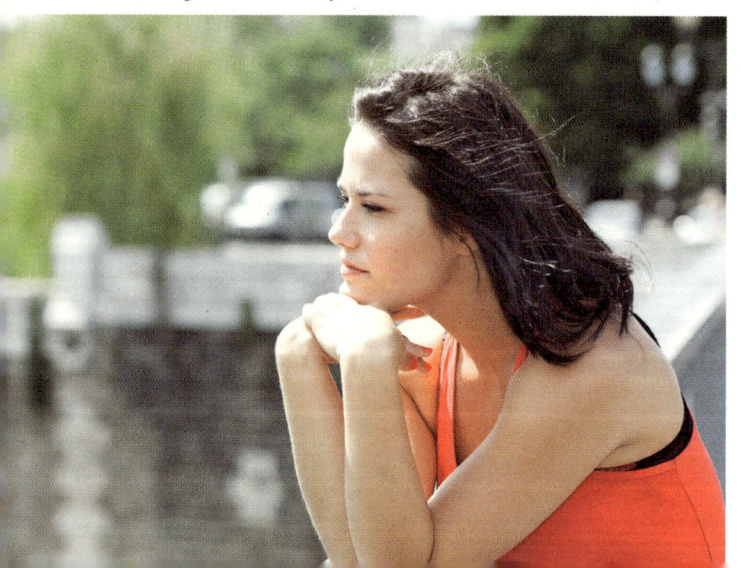

nen seit Menschengedenken behaftet sind: Ich bin »beschmutzt«, ich bin minderwertig. Es sollte besser schweigen, denn Sie sind es definitiv nicht! Für dieses neue Bewusstsein haben Frauen lange gekämpft. Und alles, was sie errungen haben, sollte nun nicht dahin sein, nur weil Sie von einem Mann, der seine Aggressionen nicht unter Kontrolle hatte, angegriffen wurden!

- **Warum habe ich so reagiert und nicht, wie ich es geübt hatte?** Theorie ist das eine. Praxis das andere. Wer sagt denn, dass es falsch war, so zu reagieren, wie Sie reagiert haben? Vielleicht war es aus irgendeinem Grund wirklich besser, genau so zu handeln, wie Sie es getan haben. Und wer weiß schon, was geschehen wäre, wenn Sie anders reagiert hätten?

- **Bin ich jetzt ein Opfer?** Nein. Nur wenn Sie eines sein wollen. Es liegt ganz an Ihnen. Sie sind vielleicht die »Geschädigte«. Dann suchen Sie Ihr Recht, und lassen Sie sich dabei helfen. Opfer sind Sie keines, denn Opfer ziehen Täter an, und in diese Opfer-Täter-Spirale möchten Sie bestimmt nicht hineinrutschen.

- **Was muss ich tun, um mein Recht zu bekommen?** Zu diesem Thema folgt auf Seite 115 ff. eine ausführliche Information.

- **Wer kann mich unterstützen?** Auch hierfür gibt es eine Checkliste. Sie finden Sie auf Seite 114. Ein gutes altes Sprichwort wird Ihnen immer weiterhelfen, gleich ob Sie die gewünschte Hilfe erhalten oder nicht: »Hilf dir selbst, dann hilft dir Gott!«

Und nun fangen Sie gleich mit der Selbsthilfe an.
Überlegen Sie, welchen drei Menschen Sie sich anver-
trauen können und möchten. Das können langjährige,
gute Freundinnen sein, Ihr Partner oder Freund, Verwandte oder verlässliche Bekannte.
Dann sprechen Sie mit diesen Menschen, ob Sie sie
anrufen dürfen, wenn Sie in Not kommen. Immer – Tag
und Nacht. Bieten Sie diese Hilfe im Gegenzug auch
Ihren Vertrauten an. So bauen Sie Stück für Stück Ihr
kleines Netzwerk auf.

Ein Netzwerk hilft

Denn manchmal läuft es einfach richtig dumm:
Ihr Angreifer sucht sich den frühen Morgen oder die
späte Nacht, womöglich das Wochenende für seine
Tat aus. Da fallen schon mal mehrere der Telefonhilfen
weg! Bei der Polizei läuft es nicht so, wie Sie es erwartet
haben. Sie haben das Gefühl, nicht ernst genommen zu
werden, denken nicht an die Broschüre zum Opferschutz
und bekommen diese auch nicht ausgehändigt. Um die
Sache »perfekt« zu machen, sind Sie gerade jetzt ganz
allein zu Hause. Ihre Familie ist schlecht zu erreichen.
Nun brauchen Sie dringend eine vertraute Person, mit
der Sie sprechen können. Die Telefonnummern dieser
drei vertrauten Personen tragen Sie in die Checkliste (siehe Seite 114) ein und kennzeichnen sie in Ihrem Handy.
Wenn Sie dies tun, bin ich beruhigt. Denn ich wurde an
einem Samstag unmittelbar vor einer Großveranstaltung

angegriffen. Auf dem zuständigen Polizeirevier war große Hektik. Ich bin unzufrieden und ohne Ratgeber heimgefahren. Bei meinem ersten Anruf ging die Mailbox dran. Mein zweiter Versuch versetzte meine Freundin derart in Entsetzen, dass diese unfähig war, richtig mit mir zu sprechen. Der dritte Anruf ging ins Leere ... in die Leere des Akkus. Und doch hatte ich Glück. Ich bekam einen Anruf von einer Bekannten. Sie war von meiner Freundin benachrichtigt worden und kümmerte sich um mich. Nach wenigen Sätzen meinerseits empfahl sie mir, Notfalltropfen zu nehmen. »Du stehst unter Schock«, stellte sie fest. Mir war das nicht aufgefallen. Und dann erinnerte sie mich an alles, woran ich selbst nicht gedacht hatte. Sogar an das ärztliche Attest. Es lebe das Netzwerk!

Sie brauchen nun Menschen, denen Sie vertrauen können.

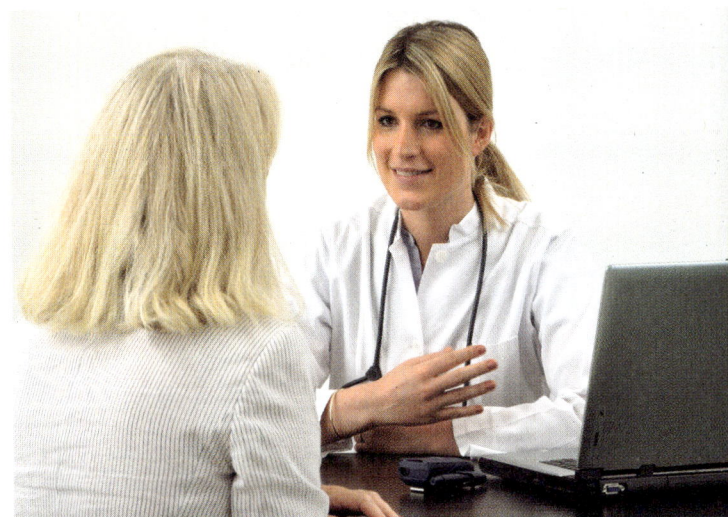

Zeuge eines Übergriffes

Laut Gesetz steht jedem Menschen Hilfe bei einem Übergriff zu. Anwesende Passanten sind verpflichtet, zu helfen und den Täter zu identifizieren.

Das bedeutet: Auch Sie sollten sich dieser Hilfeleistung nicht entziehen, wenn einmal etwas Unangenehmes vor Ihren Augen passiert. Stellen Sie sich als Zeugin zur Verfügung. Hierfür gibt es Regeln, die auch auf Ihre Sicherheit ausgelegt sind.

- Helfen Sie! Aber bringen Sie sich dabei nicht selbst in Gefahr!
- Machen Sie andere Passanten auf das Geschehen aufmerksam. Sprechen Sie diese direkt an. Reden Sie laut und energisch. Fordern Sie den Angreifer auf, seine Aktion zu stoppen.
- Beobachten Sie genau, und merken Sie sich Merkmale, die zur Identifizierung des Täters später wichtig sind – oder machen Sie ein Foto!
- Rufen Sie die Polizei. Denken Sie dabei an die vier W-Fragen: Wer? Was? Wo? Wann?
- Kümmern Sie sich um das Opfer, oder bitten Sie andere Passanten, wenn Sie nicht gleichzeitig telefonieren und agieren können!

Mit Ihrer Hilfe geben Sie ein Beispiel der Solidarität. Wenn Sie helfen, können Sie auch erwarten, dass das Beispiel Schule macht und Ihnen, wenn je notwendig, geholfen wird.

Polizei? Ja oder Nein danke?

Die Polizei wird Ihren Fall untersuchen, wenn Sie dies wollen, wenn Sie also Anzeige erstatten.

Die Anzeige wird von einem Beamten aufgenommen. Dies müssen Sie nicht im Alleingang bewerkstelligen. Sie können »eine Person Ihres Vertrauens« mitnehmen. Sollten Sie eine Zeugin oder einen Zeugen haben, dann fragen Sie, ob sie/er mitkommen kann.

Auf dem Revier werden Sie als Erstes gefragt, aus welchem Grund Sie kommen. Dann werden Sie an den zuständigen Beamten weitergeleitet, der Ihre Personalien aufnimmt. Es ist gut, wenn Sie Ihren Personalausweis dabeihaben. Die Polizei braucht auch Ihre Aussage zum Tathergang und eine Beschreibung des Täters. Sie werden auch gefragt, ob zwischen Ihnen und dem Täter ein verwandtschaftliches Verhältnis besteht – was die Sache komplizierter machen würde, zumindest für Sie ganz persönlich.

Ihre Anzeige bekommt ein Aktenzeichen und Sie eine Sachbearbeiterin oder einen Sachbearbeiter. Diese Person ist dann Ihr Ansprechpartner, wenn sie Dienst hat. Ist sie nicht im Dienst, dann ist jemand anderes für Sie zuständig. Es ist immer jemand für Sie da. Von dieser Person bekommen Sie Rat und Hilfe. Sie werden auch informiert, was Sie tun können und sollten. Unter anderem über das Zeugnisverweigerungsrecht, die Notwendigkeit eines ärztlichen Attests – wegen eventueller

Schmerzensgeldforderungen, die Opferhilfe-Einrichtungen und die Möglichkeit rechtlicher, medizinischer und psychologischer Hilfen.

Haben Sie Vertrauen

Nicht immer läuft ein Besuch bei der Polizei so ab, wie Sie es sich vorgestellt haben.

Bitte bedenken Sie, dass der Vorfall Spuren hinterlassen hat und Sie sicher etwas nervös oder auch gereizt sind. Wenn Sie das Gefühl haben, Sie würden nicht ernst genommen oder Ihr Gegenüber erweckt den Eindruck, als wäre er/sie nicht so ganz bei der Sache, dann kann das durchaus daran liegen, dass Ihr Gegenüber noch nicht vom letzten Fall auf Ihren umgeschaltet hat. Die Polizei ist dafür da, Ihnen Ihr Recht auf Unversehrtheit

Vertrauen Sie auf die Hilfe, die Ihnen zuteil wird.

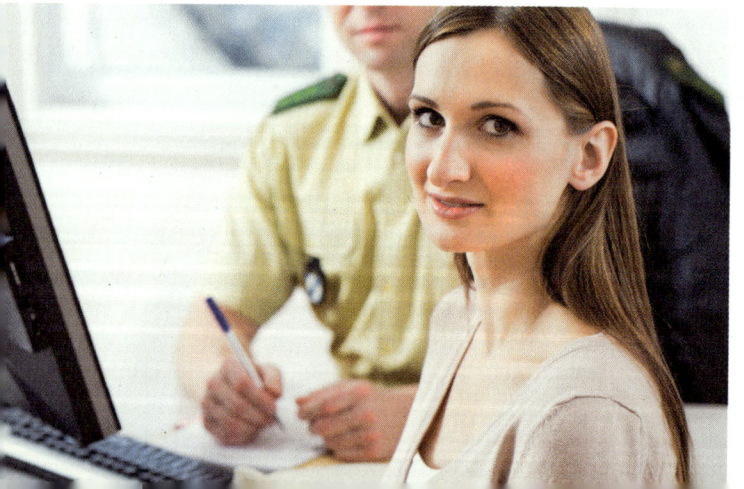

zu sichern – auch wenn es manchmal nicht so aussieht und vor allem, wenn es sich für Sie nicht so anfühlt. Also, wenn Sie sich nicht richtig behandelt oder gar missverstanden fühlen, werfen Sie die Flinte nicht ins Korn. Machen Sie sich mit derartigen Möglichkeiten vertraut. So können Sie sich Ärger und Grübelei ersparen, denn die vermeintlich zu geringe Aufmerksamkeit an Ihrem Fall liegt nicht an Ihrer Person, sondern oft am Personalmangel auf vielen Revieren.

Das Verhalten, das Sie nun irritiert, muss nicht unbedingt etwas mit Ihnen zu tun haben! Sprechen Sie aus, was Ihnen missfällt, oder machen Sie einen zweiten Anlauf, in dem Sie sich an das Geschäftszimmer des Reviers wenden. Dieses ist Montag bis Freitag geöffnet. Sie können dort Einblick in das Tagebuch verlangen, in dem Ihr Fall dokumentiert ist.

Vergleichen Sie die Situation mit einem Besuch beim Friseur. Ihre Friseurin hat Ihre Haare nicht so geschnitten, wie Sie es wollten, und Sie finden das Ergebnis schrecklich. In diesem Fall werden Sie reklamieren und lassen nachbessern, oder Sie wechseln den Salon. Aber sicher verdammen Sie aus diesem Anlass nicht alle Friseure, und Sie laufen auch nicht bis an Ihr Lebensende mit ungeschnittenen Haaren durch die Welt.

Das Gleiche gilt auch für einen Besuch bei der Polizei. Sie können jederzeit nachbessern oder nach einem anderen Ansprechpartner fragen. Vertrauen Sie darauf, dass Ihnen geholfen wird.

Hier bekommen Sie Hilfe

Der wichtigste Mensch sind im Augenblick Sie! Lassen Sie sich helfen. Hinter den folgenden Adressen stehen Menschen, die viel Erfahrung haben und auch Ihnen helfen möchten. Wenn Sie nicht gerne telefonieren, können Sie auch per E-Mail oder Chat kommunizieren. Einen Großteil der folgenden Informationen sowie Vordrucke zu Antragstellungen sind aus der Broschüre OPFERSCHUTZ, welche Sie auf Ihrem zuständigen Polizeirevier erhalten. Eine Kontaktadresse finden Sie auf Seite 114.

Der WEISSE RING e. V.

Der WEISSE RING e. V. ist ein gemeinnütziger Verein zur Unterstützung von Kriminalitätsopfern und zur Verhütung von Straftaten.
Er unterstützt Sie mit:

- Beistand und persönlicher Betreuung nach der geschehenen Tat
- Hilfe im Umgang mit Ämtern und Behörden
- Begleitung zu Gerichtsterminen
- Finanzieller Unterstützung, z. B. für eine kostenlose Rechtsberatung bei einem frei gewählten Anwalt
- Rechtsschutz
- einem Beratungs-Scheck für eine kostenlose traumatologische Erstberatung
- Finanzieller Unterstützung bei tatbedingten Notlagen

Kontaktdaten:
Bundesweites Opfer-Telefon von 7.00 Uhr bis 22.00 Uhr:
11 60 06
info@weisser-ring.de
www.weisser-ring.de

TIPP

Aus meiner eigenen Erfahrung kann ich Ihnen versichern, dass Sie beim WEISSEN RING am schnellsten einen Gesprächspartner am Telefon haben und zwar einen freundlichen und hilfsbereiten! Erzählen Sie Ihre Sorgen und Ängste ganz offen, die Menschen an der anderen Leitung sind geschult und vorbereitet auf schwierige Themen.

TelefonSeelsorge

Träger der TelefonSeelsorge sind die evangelische und katholische Kirche. Anrufen kann jeder, egal welchen Glaubens er ist – auch bei Konfessionslosigkeit.
Hier können Sie rund um die Uhr kostenlos anrufen, wenn Sie sofort mit einem Menschen über Ihre Sorgen und Gefühle sprechen möchten. Sie erreichen jederzeit im Schutz der Anonymität eine Gesprächspartnerin oder einen Gesprächspartner.

Kontaktdaten:
Telefon: 08 00/1 11 01 11 oder 08 00/1 11 02 22
www.telefonseelsorge.de

Muslimisches Seelsorge-Telefon

Träger des Projekts ist die Islamic Relief Humanitäre Hilfsorganisation in Deutschland e. V. Der Dienst steht allen Menschen ohne Ansehen von Religion, Herkunft, Alter oder Geschlecht offen.

Hier können Sie mit einer Person muslimischen Glaubens über Ihre Ängste und seelischen Probleme sprechen. Immer dienstags werden die Gespräche auf Türkisch angeboten.

Kontaktdaten:
Telefon: 0 30/4 43 50 98 21
www.mutes.de

Weitere wichtige Telefonnummern

Hier habe ich Nummern aufgelistet, die aber nicht ständig besetzt sind. Wählen Sie aus den Möglichkeiten die aus, die Ihnen zusagt.

Das anonyme und kostenfreie Hilfetelefon
Gewalt gegen Frauen
Telefon: 0 80 00/11 60 16
www.hilfetelefon.de

Das anonyme und kostenfreie Hilfetelefon
Sexueller Missbrauch
Telefon: 08 00/2 25 55 30

Bundesverband Frauenberatungsstellen und Frauennotrufe Frauen gegen Gewalt e. V.
Telefon: 0 30/32 29 95 01
info@bv-bff.de
www.frauen-gegen-gewalt.de

Arbeitskreis der Opferhilfen in Deutschland e. V. (ado)
Telefon: 0 30/39 40 77 80
info@opferhilfen.de
www.opferhilfen.de

INFO

HILFE BEIM LANDRATSAMT

Tun Sie, was in Ihrer Macht steht. Ihr Leben geht weiter, und Sie sollten es angstfrei und entspannt leben können! Eine Liste über Beratungsstellen (z. B. Trauma-Therapeuten) in Ihrer Region bekommen Sie über das für Sie zuständige Landratsamt. Bitte tragen Sie in der Checkliste (siehe Seite 114) die Telefonnummer Ihres Landratsamtes ein.

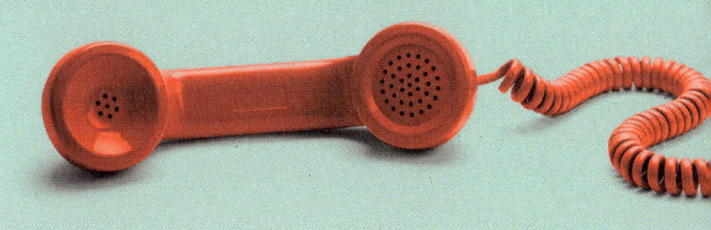

❗ Checkliste – Telefonnummern

❑ Vertraute Person 1: ----------------------------------

❑ Vertraute Person 2: ----------------------------------

❑ Vertraute Person 3: ----------------------------------

❑ Mein Rechtsanwalt: ----------------------------------

❑ Sachbearbeiter/Polizei: -------------------------------

❑ Zuständiges Landratsamt: ------------------------------

❑ Meine Zeugen: --

❑ Telefon-Seelsorge: 08 00/1 11 01 11 oder
   08 00/1 11 02 22 (immer)

❑ Der WEISSE RING: 11 60 06
   (von 7.00 Uhr bis 22.00 Uhr)

❑ Muslimisches Seelsorge-Telefon: 0 30/4 43 50 98 21
   (immer)

❑ Das Hilfetelefon Gewalt gegen Frauen:
   0 80 00/11 60 16 (nur stundenweise besetzt)

❑ Das Hilfetelefon Sexueller Missbrauch:
   08 00/2 25 55 30 (nur stundenweise besetzt)

❑ Frauennotrufe Frauen gegen Gewalt e. V.:
   0 30/32 29 95 01

❑ Arbeitskreis der Opferhilfen in Deutschland e. V. (ado):
   0 30/39 40 77 80

❑ Landesstiftung Opferschutz: 07 11/2 84-72 68

❑ ------------------------------

❑ ------------------------------

❑ ------------------------------

❑ ------------------------------

Ihr gutes Recht

Sie sollten die bestmögliche Beratung und Hilfe für sich in Anspruch nehmen. Diese können Sie von Ihrem Rechtsanwalt bekommen, wenn Sie die Straftat angezeigt haben und die Polizei der Tat und dem Täter nachgeht.

Ihr Rechtsanwalt wird sich für Ihre Forderungen einsetzen, denn der Täter ist nach dem Bürgerlichen Gesetzbuch verpflichtet, den durch die Tat entstandenen Schaden zu ersetzen.

Dies könnte sein:

- Schmerzensgeld, Krankenhaus- und Heilkosten
- Entgangener Lohn (wegen verminderter Erwerbsfähigkeit)
- Haushaltshilfe

Die Regelung kann über den sogenannten Täter-Opfer-Ausgleich geschehen. Hierfür ist die Einsicht und Bereitschaft des Täters erforderlich. Diese macht dann einen Prozess überflüssig. Sollte der Täter nicht freiwillig zu einer Wiedergutmachung bereit sein, wird Ihr Anwalt Zivilklage erheben.

TIPP

Nur die Ruhe! Machen Sie sich keine Sorgen, Ihre Ansprüche verjähren erst nach drei Jahren!

Schwierig wird es, wenn der Täter kein Einkommen hat.
Dann muss geklärt werden, ob Sie Anspruch auf Leistungen aus dem OEG haben, dem Gesetz über die Entschädigung für Opfer von Gewalttaten. Dieses Gesetz hilft Geschädigten in sehr harten Fällen.
Einen Antrag finden Sie in der Opferschutzbroschüre der Polizei. Sie können diesen aber auch über die Sozialversicherungsträger und auf dem Landratsamt bekommen.

In Baden-Württemberg gibt es beispielsweise die
Landesstiftung Opferschutz. Dorthin können Sie sich wenden, wenn Sie durch die Tat in eine extreme Notlage geraten sind, wenn z. B. der Täter flüchtig oder unbekannt ist.

Kontaktadresse:
Telefonnummer: 07 11/2 84-72 68
landesstiftung-opferschutz@arcor.de

Es gibt noch verschiedene andere Landesstiftungen zum Opferschutz. Ihre persönliche Kontaktadresse recherchieren Sie bitte und tragen Sie in Ihre Checkliste (siehe Seite 114) ein.

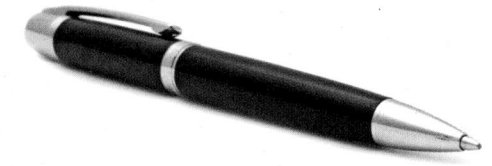

INFO

DIE RECHTSLAGE

Auszug aus dem Merkblatt Gesetz über die Entschädigung für Opfer von Gewalttaten (OEG):

Gewalttaten im Sinne des Opferentschädigungsgesetzes sind z. B.:

- Vorsätzliche Körperverletzungs- und Tötungshandlungen
- Vergewaltigung und sexuelle Nötigung
- Sexueller Missbrauch von Kindern und Jugendlichen

Als Leistungen können u. a. gewährt werden:

- Ärztliche und zahnärztliche Behandlungen
- Psychotherapeutische Behandlungen (Liste über Landratsamt erhältlich)
- Laufende Renten an Geschädigte und an Hinterbliebene
- Maßnahmen zur Rehabilitation

Voraussetzungen, um die Leistungen zu erhalten:

- Die Gewalttat muss sich auf dem Hoheitsgebiet der Bundesrepublik Deutschland ereignet haben.
- Ihre Mithilfe bei der Aufklärung der Straftat (z. B. Erstattung einer Strafanzeige)
- Einen Antrag beim Landratsamt

Was kommt dann? Der Alltag!

Der Alltag kann sich plötzlich anders gestalten als bisher. Vielleicht trauen Sie sich nun nicht mehr allein auf die Straße, oder Sie fühlen sich an bestimmten Stellen nicht mehr sicher. Vielleicht macht Ihnen sogar schon das plötzliche Näherkommen eines Mannes Angst.

Das ist normal. Sie haben etwas erlebt, das Ihnen Ihr Urvertrauen genommen hat. Sie wissen nun, dass Sie verletzbar sind, und dass es Männer gibt, die es nicht gut mit Ihnen meinen.

Versuchen Sie, Stück für Stück wieder in die Normalität zurückzukehren.

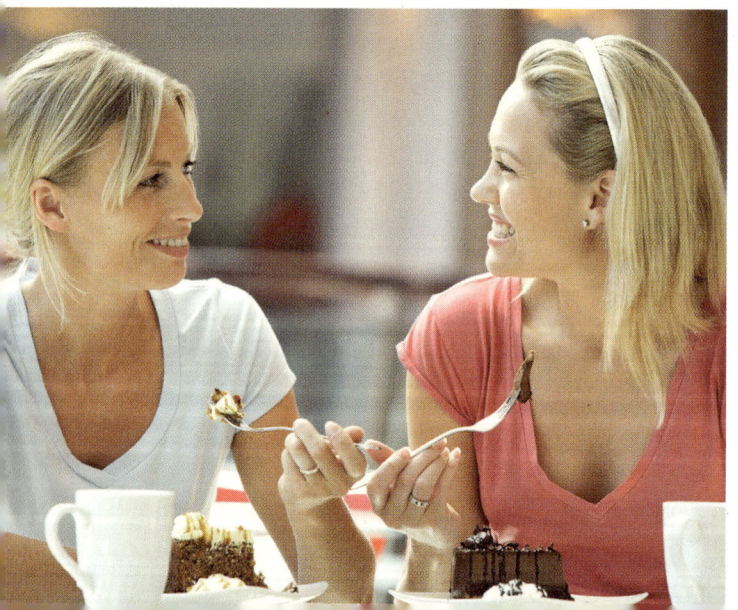

Aber das darf Sie nicht vom Leben fernhalten. Gehen Sie trotzdem und so schnell wie möglich wieder unter Leute! Vielleicht nehmen Sie eine Freundin mit?

Wenn Sie allerdings feststellen, dass die Angst nicht weicht, dann sollten Sie professionelle Hilfe in Anspruch nehmen. Von Ihrem zuständigen Landratsamt bekommen Sie eine Liste mit Trauma-Therapeuten. Vielleicht haben Sie auch einen erfahrenen Psychologen oder Psychotherapeuten an der Hand. Wenn nicht, dann lassen Sie sich beraten.

Ich habe Ihnen in diesem Buch Wege vorgestellt, wie Sie sich helfen lassen können – auch wenn das Geschehen schon viele Jahre her ist. Möglichkeiten gibt es viele, Sie müssen nur die richtige finden.

Übung: Wegpacken, loslassen und frei werden

Bis Sie die ersten Erfolge verbuchen können, zeige ich Ihnen noch, wie Sie aus Ihrem Gedankenkarussell herauskommen und wie Sie die Tat von Ihrer Festplatte löschen können: diese ewig wiederkehrenden Gedanken, die Vorstellung des Geschehenen, die Gefühle, die so viel Kraft kosten – Kraft, die Sie für etwas anderes, Schöneres einsetzen könnten.

Erinnern Sie sich an die Übungen ab Seite 22 ff.?
Das Loslassen, das Boxen und das Treten? Und zum Abschluss eine entspannte liegende Acht.
Mit diesen Bewegungen werden Sie das Grübeln mehr und mehr los.

Übung: Löschen der Festplatte

Dazu brauchen Sie einen Stift, zwei Zettel, eine hübsche kleine Box und ein Geschenkband.

Nun setzen Sie sich in Ruhe hin und überlegen sich, was Ihnen alles durch den Kopf geht und was Sie unruhig macht und belastet. Sprich: was Sie loswerden wollen. Das alles schreiben Sie auf einen der Zettel. Sie lesen das Geschriebene durch und kontrollieren, ob Sie nichts vergessen haben. Geben Sie Ihren Gefühlen dazu noch einmal Raum: Ihrer Trauer, Ihrer Wut, Ihrer Angst, Ihrer Enttäuschung. Alles darf noch einmal sein. Sie sind nicht schwach, wenn Sie Ihre Gefühle annehmen! Wenn es für Sie klar ist, dass Sie diese Angst, Wut, Enttäuschung und Trauer nicht mehr haben wollen, dann falten Sie den Zettel mehrfach zusammen und legen ihn in die Box, die Sie mit dem Geschenkband zusammenbinden.

Nun nehmen Sie den anderen Zettel und schreiben darauf ein besonders schönes Wort (etwas, was Ihnen guttut oder gefällt). Oder einfach ein blumiges Wort. Auf meinem ersten Zettel stand zum Beispiel STERNEN-STAUB. Auf dem meiner Freundin ORCHIDEENWIESE. Diesen Zettel heften Sie an eine Stelle, die Sie mehrfach täglich sehen können, z. B. an den Kühlschrank. Die Schachtel kommt ins oberste Regal, wo man sie nur erahnen kann.

Schritt 1: Immer wenn Ihnen ein Gedanke aus der Schachtel kommt, denken Sie sofort und mehrfach Ihr ausgesuchtes Lieblingswort.

Schritt 2: Wenn die Begriffe in der Schachtel nicht aus Ihrem Kopf verschwinden wollen, dann legen Sie an unterschiedlichen Stellen den Zettel mit dem Lieblingswort hin. Ganz wichtig: auch auf den Nachttisch. Nach etwa 14 Tagen spüren Sie einmal nach: Tun Ihnen die Einzelheiten aus der Box noch weh, wenn sie Ihnen einfallen – oder lässt das schon nach? Nach vier Wochen sollte es schon mal vorkommen, dass Ihnen nicht mehr alle Begriffe aus der Box einfallen. Irgendwann haben Sie dann die Begriffe vergessen und wissen vielleicht nicht einmal mehr, wo Sie die Box hingelegt haben.
Dann ist die Zeit gekommen, mit Freunden ein Glas Sekt zu trinken! Ihr Kopf ist frei!

Suchen Sie ein Wort aus, das Ihrer Seele guttut!

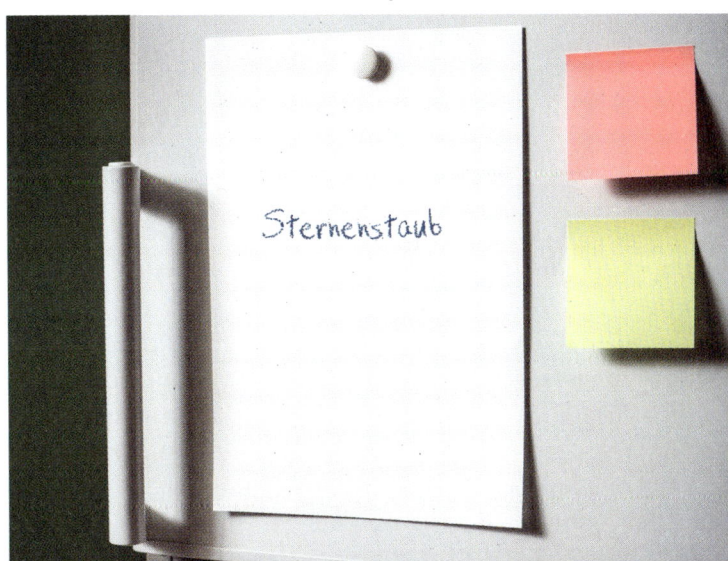

Ein Gedanke zum Angreifer

Dieser Mann hat offensichtlich ein großes Problem! Aber dieses Problem sind nicht Sie! Und Sie sollten sein Problem auch nicht zu Ihrem machen!

Dieser Mann ist in Wirklichkeit arm dran. Er hat etwas in seinem Leben nicht verarbeiten können und sucht nun die Lösung in der Gewalt – er ist auf dem falschen Weg. Vielleicht setzt sich dieser Mann unter Alkohol oder Drogen, weil er mit seinem Problem nicht fertig wird, und er weiß vermutlich nicht einmal, wer und wie Sie sind – er hat sich verirrt und verursacht dadurch neue Probleme. Vielleicht kann dieser Mann mit seinen Emotionen, seiner Gier oder seinem sexuellen Trieb einfach nicht umgehen und sucht einen »Blitzableiter«.

Sie sind kein Blitzableiter, Sie sind eine Frau, und dieser Mann braucht nicht Sie, sondern professionelle Hilfe. Vielleicht ist dieser Mann sogar so krank, dass er Medikamente nehmen muss, die sein Wahrnehmungsfeld einschränken – er ist zu bedauern.

Denken Sie bitte nicht an Rache, nur an Gerechtigkeit! Ich wünsche Ihnen, dass diese Ihnen auch widerfahren möge! Vielleicht bringen Sie es eines Tages fertig, nur die Tat zu verdammen. Denn dass diese zu verachten ist, steht außer Zweifel! Dieser Mann hat Ihnen Leid zugefügt. Ihre Wut, Ihr Schmerz, Ihre Trauer, Ihr Hass sind absolut verständlich und auch notwendig, um mit dem Geschehen fertigzuwerden. Ich wünsche Ihnen, dass

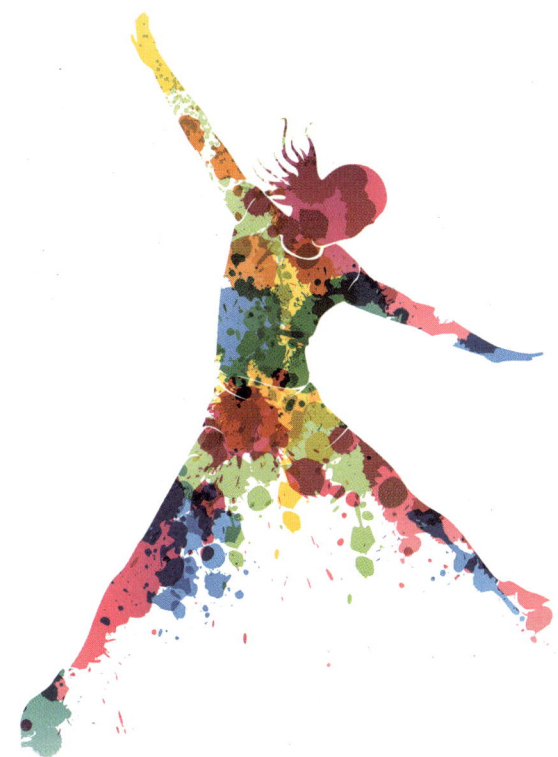

Sie es eines Tages fertigbringen, den Täter nicht mehr zu verurteilen, sondern in ihm den schwachen Mann zu sehen, der er ist. Vielleicht können Sie ihm sogar verzeihen. Dann haben Sie es geschafft: Sie haben sich von ihm gelöst, Sie sind raus aus dem passiven Leiden. Sie brauchen keine wertvolle Energie und Kraft mehr, um mit sich, dem Täter und der Tat klarzukommen. Sie sind wieder in Ihrer Kraft! Ihr Leben fühlt sich wieder gut an!

Danke

Mein Dank geht an

- all die vielen Männer, deretwegen ich dieses Buch **nicht** geschrieben habe, weil sie unser Leben als Frau bereichern!
- alle, die Verantwortung für unsere Sicherheit übernommen haben und übernehmen,
- alle, die dabei helfen, dass die Angst unserem Leben nicht die Lebensqualität nimmt,
- alle, die füreinander da sind und einander helfen,
- alle, die helfende Organisationen mit Zeit oder Geld unterstützen.

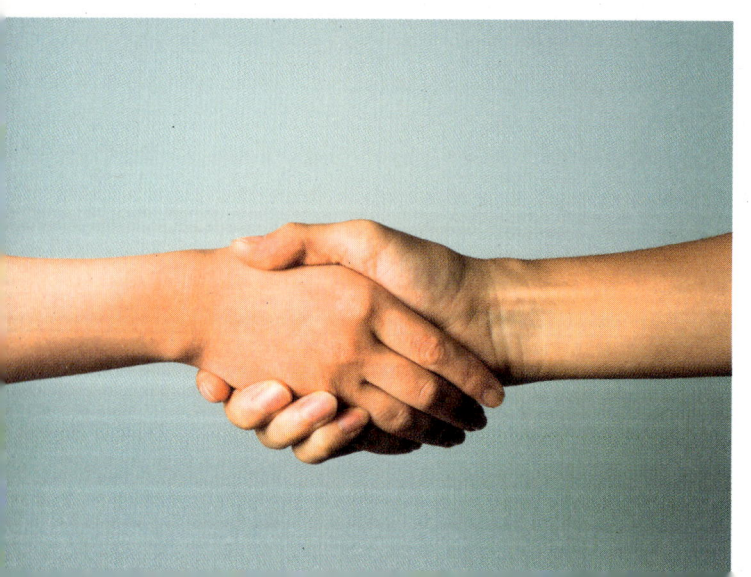

Mein besonderer Dank gilt

- Henry Müller, Kampfkunstschulen, Eschenbach
- Emil Adler, 2. Dan Judo Selbstverteidigung
- Ahmet Papila, Trainer für Stress- und Konflikt-management
- Rechtsanwalt Jochen Holtz, Donzdorf
- Ursula Still, Heilpraktikerin, Schorndorf
- Birgit Frohberger, Göppingen
- Katrin
- Saskia Gläß, Maximilian Barkow und Peter Salchow
- Mario Weiss, von Yellow King Productions
- Christian Heinrich und Martin Leyrer vom Autohaus Stritzel, Göppingen
- meinen Kursteilnehmern und Teilnehmerinnen, die bei den Tests mithalfen
- der Polizei des Landes Baden-Württemberg
- dem Landeskriminalamt Baden-Württemberg
- allen Frauen, die mir Ihre Wünsche und Nöte anvertraut haben!

Und last but not least meinem Sohn Andreas, der mir über Jahre hinweg in meinen Selbstverteidigungskursen mit Rat und Tat zur Seite stand.

Register

Unsere Kompakt-Ratgeber

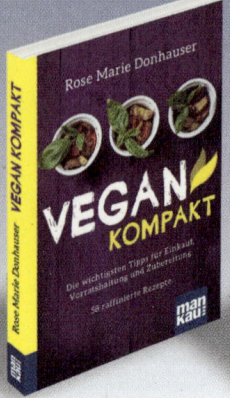 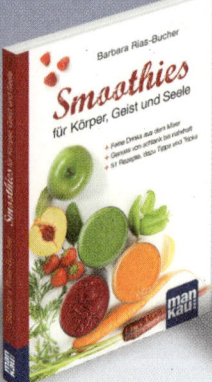 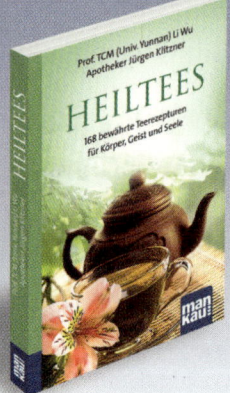

Rose Marie Donhauser
Vegan kompakt
ISBN 978-3-86374-252-2

Dr. Barbara Rias-Bucher
Smoothies
ISBN 978-3-86374-164-8

Dr. Li Wu / Jürgen Klitzner
Heiltees
ISBN 978-3-86374-184-6

Weitere Titel aus unserer Kompakt-Reihe:

Baur/Thurner: Die besten
Pilates-Übungen
ISBN 978-3-86374-272-0

Bloos: Heilsteine
ISBN 978-3-86374-311-6

Bueß-Kovács: Eisenmangel
ISBN 978-3-86374-290-4

Frohn: Das kleine Buch der
Hausmittel
ISBN 978-3-86374-264-5

Hätscher-Rosenbauer:
Kleine Augenschule
ISBN 978-3-86374-314-7

Harnisch: Moringa oleifera
ISBN 978-3-86374-193-8

Höfler: Kleine Rückenschule
ISBN 978-3-86374-329-1

Li: Organuhr
ISBN 978-3-86374-269-0

Lohmann: Laborwerte verstehen
ISBN 978-3-86374-158-7

Neumayer: Heilen mit Zahlen
ISBN 978-3-86374-208-9

Neumayer/Stark:
Medizin zum Aufmalen
ISBN 978-3-86374-132-7

Neumayer: Multitalent Zink
ISBN 978-3-86374-317-8

Reik: Sicher als Frau
ISBN 978-3-86374-299-7

Reim: Faszien
ISBN 978-3-86374-287-4

Rias-Bucher: Garten-Smoothies
ISBN 978-3-86374-199-0

Rias-Bucher: Winter-Smoothies
ISBN 978-3-86374-181-5

Röcker: Heilen mit Bachblüten
ISBN 978-3-86374-161-7

Schwinghammer: Knigge kompakt
ISBN 978-3-86374-258-4

Simonsohn: Chia
ISBN 978-3-86374-296-6

Spitz/Grant: Vitamin D.
Das Sonnenhormon
ISBN 978-3-86374-178-5

Straubinger: Säure-Basen-Balance
ISBN 978-3-86374-255-3

Weidinger: Achtsamkeit für jeden Tag
ISBN 978-3-86374-261-4

Winter: Abnehmen ist leichter
als Zunehmen
ISBN 978-3-86374-126-6

Wolffskeel: Die 12 Salze des Lebens
ISBN 978-3-86374-129-7

Wormer: Fibromyalgie
ISBN 978-3-86374-211-9

Wormer: Hashimoto
ISBN 978-3-86374-175-4

Wormer: Tinnitus
ISBN 978-3-86374-275-1

Unsere Bücher erhalten Sie bei Ihrem Buchhändler! Besuchen Sie auch
unsere Internetseite mit Bestellmöglichkeit, Internetforum, Leseproben,
Veranstaltungstipps und Newsletter: **www.mankau-verlag.de**

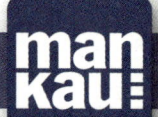